JN064701

令和時代の医療・介護を考える

医療法人平成博愛会理事長
武久洋三

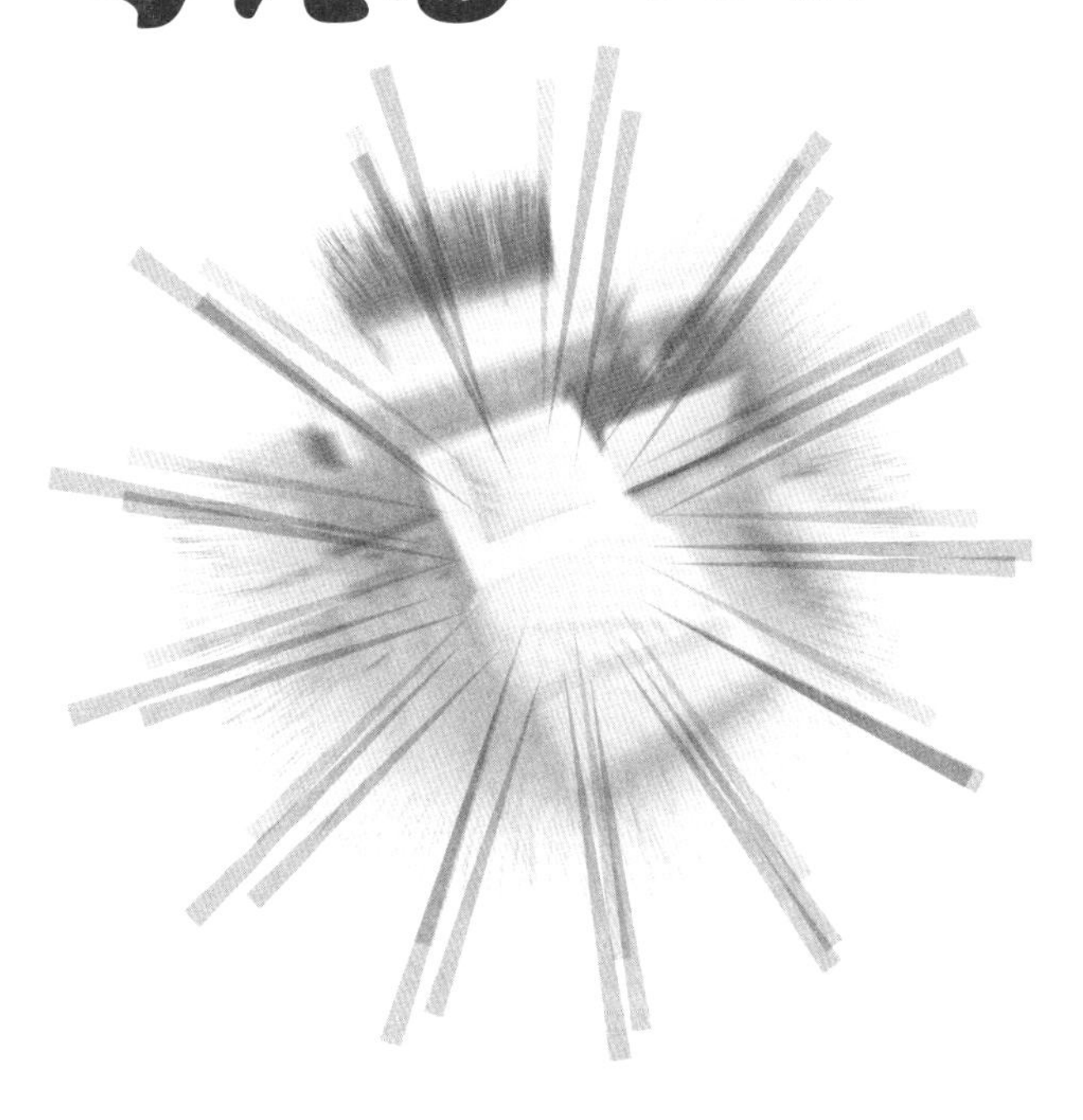

中央公論事業出版

まえがき

世の中がどんどん変わってきています。我が国は２０１０年をピークに人口減少が始まり、10年以上経ちました。日本で人口が減少するのは戦争のとき以来ではないでしょうか。安倍自民党政権のときでも、外国人に頼らざるを得ない状況となり、外国人の入国基準を緩和したため、どんどん外国人は増えていますが、日本人の人口減少は止まりません。1年間に生まれる日本人が、２０１９年にとうとう90万人を割り込みました。一方で、死亡者数はどんどん増え、年間で１５０万人に届くのは時間の問題です。これからは差し引き最大で、毎年１００万人ぐらいの人口が減少する可能性が高くなっています。このような日本では、若者が高齢者を思いやる余裕がなくなってきているため、高齢者は自分のことは自分で考え、選択し、自分で動かなければなりません。

誰もが皆、できるだけ元気で長生きしたいと思っています。生物体ができるだけ長く生を成し、多くの子孫を残そうとするのは自然の摂理です。動物の中で、自ら命を絶つという考えに思いを致すのは人間だけであり、ある意味動物体としては異常であり、病気といえます。私たちは生まれた以上、自然の摂理に従って、生物体の寿命が尽きるまで人生を全うしなければなりません。

現在、日本人が最も多く死亡している年齢は、男性が87歳、女性が93歳だそうです。これは平均寿命を6年も上回ることになります。そして、健康寿命と平均寿命との差は、約10年です。つまり、亡くなるまでの10年くらいは、病気と戦いながら生きているのです。この10年を、せめて半分にしませんか。理想を言えば、いつ死ぬかは自らは分かりませんが、できれば寿命が尽きるまで元気に過ごし、病気を発症しても短期間で苦しまずにコロッと死ぬことができれば、最高ということになります。

しかし、そのために国が何らかの対策を講じてくれるわけではないので、自らが努力しなければなりません。そして、何人も老化や病気を避けることはできません。自分の身を守るために、もし障害や病気になったとき、どのようにすればよいかをあらかじめ知っておくことは必要です。病気は、徐々に体を蝕んでくる場合もあれば、突然に襲ってくる場合もあります。その災難をいかに克服し、元の日常に戻るためにはどうしたらよいかを考えるとき、前もって病気のことや医療制度のことをよく知っておくことが大切です。

世界中で新型コロナウイルス感染症が全盛の今、高齢者は特に注意が必要です。新型コロナウイルスに感染することなく、力強く寿命を全うできるよう皆で頑張ってまいりましょう。新型コロナウイルスによる感染拡大もやがては終息するでしょうが、今後、何が起きても立ち上がる力を持とうではありませんか。

この本は、医療や介護の領域で起こるさまざまな状況や、それに対する対応や制度、そしてその利用方法など、基本的な知識を知ってもらうために書きました。書棚やベッドの周りにおいて読んでいただいて、自分の健康な老後をどうつくるか、またどのような医療や介護を受けるべきかの参考にしていただき、一生楽しい生活を続けていっていただければ幸いです。

医療・介護の常識としての知識と、急に症状が現れたときにどうするかなど、座右の書として使えるように、この本が少しでも皆様のためになればと思っています。皆で頑張りましょう。

令和時代の医療・介護を考える

目次

まえがき　1

第1章　健康寿命を延ばそう！……9

日本人の寿命を考える　9

誤嚥性肺炎／【コラム】

健康寿命の延伸　17

高齢者で気をつけたい症状・病気　18

運動器の障害（ロコモティブシンドローム）／骨粗しょう症／変形性関節症／変形性膝関節症／変形性股関節症／変形性脊椎症と脊柱管狭窄症／関節リウマチ／高齢による衰弱（フレイル）／サルコペニア／脱水症／生活習慣病／高血圧症／糖尿病／脂質異常症／虚血性心疾患（冠動脈疾患）／心不全／脳血管疾患（脳卒中）／がん／認知症

第2章　医療介護提供体制は大きく変わる……71

「急性期」と「慢性期」　71

「一般病床＝急性期」ではない／「慢性期」を担う病床の変遷／「治療しない病院」は地域で生き残れない／【コラム】療養病床と医療区分制度

病院を取り巻く状況の変化　83

地域医療構想　87

寝たきりを作り出す医療提供体制の問題点　90

急性期病床が寝たきりを作ってきた／「基準介護」「基準リハビリテーション」の導入を／高齢者は栄養状態の管理こそが重要／高齢者の治療は総合診療専門医が担うべき

救急医療体制を考える　102

終末期とは　105

終末期と「医療費問題」は関係ない／最善の治療とはなにか／医師としての終末期への向き合い方

第3章　令和時代の医療・介護を考える……117

これまでを振り返ってみよう　117

これからますます慢性期のフィールドは増える

新型コロナウイルス感染症が医療界にもたらしたもの　121

新型コロナウイルス患者への対応／コロナ禍がもたらす医療機関の変化

令和時代の医療と介護を考える　125

人口減少下で医療提供体制を維持する／新たな病期別病床機能分類の提案／「地域包括期」を担う「地域多機能病院」／国は地域包括ケア病棟をどうしたいのか／これからの医療と介護／「生涯リハビリテーション」が必要／科学的介護／住み慣れた地域で介護保険サービスの確保を／ＩＣＴの進化と業務効率化／今後の重要課題

あとがき　165

第1章　健康寿命を延ばそう!

日本人の寿命を考える

我が国は、男女ともに平均寿命が80歳を超える長寿国です。平均寿命とは、その年に生まれた0歳児が何年生きるかという平均余命を推計したものです。そして日本人の平均寿命は2019年現在、男性が81・41歳、女性が87・45歳です。明治時代の日本人の平均寿命は40代前半、男女ともに50歳を超えたのは戦後の1947年ごろです。当時、戦後間もなくのころは、乳幼児死亡率や妊婦死亡率が高く、自然災害や労働災害など、社会状勢が安定しない時代でした。それから我が国は高度経済成長期へと突入し、平均寿命が75歳を超えたのは1986年です。このように短期間の間に平均寿命が飛躍的に延びたのは、まさに日本が誇る高度医療技術の賜物であるとい

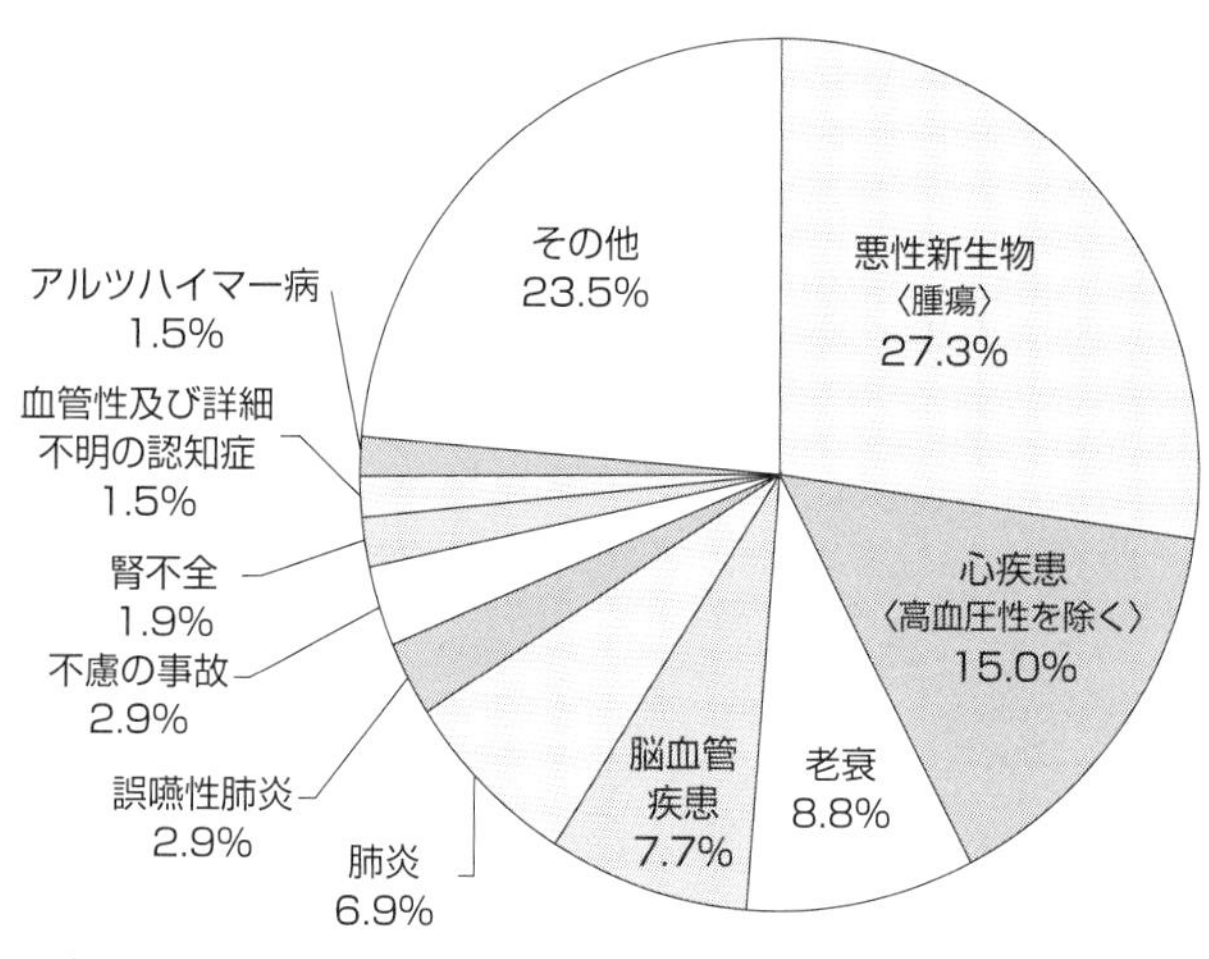

図表1　主な死因の構成割合（令和元年（2019））
出所：厚生労働省「2019年人口動態統計月報年計（概数）の概況」

えるでしょう。

そして男女共に平均寿命が80歳以上に延びたのは、乳児死亡率の低下が一つの大きな要因となっているといえます。戦後間もない１９４７年の乳児死亡率（出生１、０００対比）は76・７でしたが、その後の高度経済成長期を経て、衛生環境や栄養状態が大幅に改善され、乳児死亡率は漸減し、２０１９年の乳児死亡率はわずか１・９で、世界最低レベルを誇っています。

さらに、高齢者が年々元気になっていることも大きいです。高齢者の体力・運動能力はここ10年強で約５歳若返っているそうです。つまり、現在の70代前半の高齢者の能力は14年前の60代後半と同じということです。また高齢者の通常歩行速度も10年間で約10歳若返ったとのデータも示されており、元気高齢者の増加が平均寿命の延伸をもたらしているといえるでしょう。

ところで、平均寿命は先に述べたようにその年に生まれた0歳児の平均余命であって、その年の死亡者の平均年齢ではありません。男女ともに死亡年齢の最頻値は、平均寿命より高く、男性は87歳、女性は93歳が死亡数のピークとなっています。２０５０年ごろには１００歳以上の高齢者が50万人を超えると予測されており、「人生１００年時代」がもうすぐそこまでやってきています。長生きができるということは本人にとって嬉しいことですが、健康で長生きができたらもっともっと楽しいですよね。

世界トップレベルの超長寿国である日本では、いったい何が原因で寿命を終えるのでしょうか。２０１９年の厚生労働省（以下、厚労省）の調査結果によると、図表１の主な死因の高い順に悪性新生物（腫瘍）、心疾患（高血圧性を除く）、老衰、脳血管疾患となっています。これら日本の死亡原因の上位を占める悪性新生物や心疾患、脳血管疾患などは、いずれも糖尿病・高血圧症・脂質異常症などの生活習慣病が原因となる場合が多いのです。生活習慣病は以前は「成人病」と呼ばれていましたが、成人でなくても発症することや、生活習慣の改善により予防が可能であることから１９９６年より「生活習慣病」と呼ばれています。

さらに死亡原因を年齢別に見てみると、40代後半から男女ともに悪性新生物が最も多く、次いで心疾患、脳血管疾患、肺炎となっています（図表２）。年齢により少しずつ違いはありますが、高齢になればなるほど肺炎が増加しています。我が国で肺炎で亡くなる人の約98％は65歳以上の高齢者です。

年齢	第１位	第２位	第３位	第４位	第５位
	死因	死因	死因	死因	死因
0歳	先天奇形等	呼吸障害等	不慮の事故	乳幼児突然死症候群	出血性障害等
1〜4	先天奇形等	不慮の事故	悪性新生物〈腫瘍〉	心疾患	インフルエンザ
5〜9	悪性新生物〈腫瘍〉	不慮の事故	先天奇形等	心疾患	インフルエンザ
10〜14	悪性新生物〈腫瘍〉	自殺	不慮の事故	先天奇形等	その他の新生物〈腫瘍〉 心疾患
15〜19	自殺	不慮の事故	悪性新生物〈腫瘍〉	心疾患	先天奇形等
20〜24	自殺	不慮の事故	悪性新生物〈腫瘍〉	心疾患	先天奇形等
25〜29	自殺	悪性新生物〈腫瘍〉	不慮の事故	心疾患	脳血管疾患
30〜34	自殺	悪性新生物〈腫瘍〉	不慮の事故	心疾患	脳血管疾患
35〜39	自殺	悪性新生物〈腫瘍〉	心疾患	不慮の事故	脳血管疾患
40〜44	悪性新生物〈腫瘍〉	自殺	心疾患	脳血管疾患	不慮の事故
45〜49	悪性新生物〈腫瘍〉	自殺	心疾患	脳血管疾患	肝疾患
50〜54	悪性新生物〈腫瘍〉	心疾患	自殺	脳血管疾患	肝疾患
55〜59	悪性新生物〈腫瘍〉	心疾患	脳血管疾患	自殺	肝疾患
60〜64	悪性新生物〈腫瘍〉	心疾患	脳血管疾患	肝疾患	自殺
65〜69	悪性新生物〈腫瘍〉	心疾患	脳血管疾患	不慮の事故	肺炎
70〜74	悪性新生物〈腫瘍〉	心疾患	脳血管疾患	肺炎	不慮の事故
75〜79	悪性新生物〈腫瘍〉	心疾患	脳血管疾患	肺炎	不慮の事故
80〜84	悪性新生物〈腫瘍〉	心疾患	脳血管疾患	肺炎	老衰
85〜89	悪性新生物〈腫瘍〉	心疾患	老衰	肺炎	脳血管疾患
90〜94	心疾患	老衰	悪性新生物〈腫瘍〉	肺炎	脳血管疾患
95〜99	老衰	心疾患	肺炎	悪性新生物〈腫瘍〉	脳血管疾患
100歳以上	老衰	心疾患	肺炎	脳血管疾患	悪性新生物〈腫瘍〉

図表2　年齢（5歳階級）別死因順位

出所：厚生労働省「2019年人口動態統計月報年計（概数）の概況」参照

肺炎とは、胸部にある肺臓の気管支の中に細菌等が入り込んで肺自体が炎症を起こし、呼吸する肺胞が炎症を起こし、酸素と炭酸ガスのガス交換をする面積が少なくなり、結果として全身を巡る血液の中の酸素量が減少して全身に酸素を十分に送ることができなくなる、いわゆる「呼吸不全」状態になっていく怖い病気です。

肺炎は風邪の症状とよく似ていますが、風邪は上気道（鼻・のど）に原因となる細菌などが感染して炎症を起こすのに対して、肺炎は肺の中の肺胞に炎症が生じ、入院が必要なほど重症化する場合があるのです。

体力、免疫力の低下した高齢者などは、細菌などに感染しやすくなります。そのような状態で病原菌が肺に入り込むと、肺の中で細菌が増殖し、炎症が起こり、肺炎を発症します。そして肺炎を起こす病原菌で最も多いのが「肺炎球菌」です。日常的に生じる成人の肺炎のうち4分の1から3分の1は肺炎球菌が原因と考えられています。そこで国は、65歳以上の高齢者を対象とした肺炎球菌ワクチンの定期接種を実施しています。

○誤嚥性肺炎

唾液や飲食物など口から食べたものが食道に入らずに誤って気管に入り、それと一緒に細菌が肺に入り込んで炎症を起こすことで起こる肺炎を誤嚥性肺炎といいます。

多くの人は、食べたものを誤嚥しても、咳をすることでその異物を気管から外に出すことがで

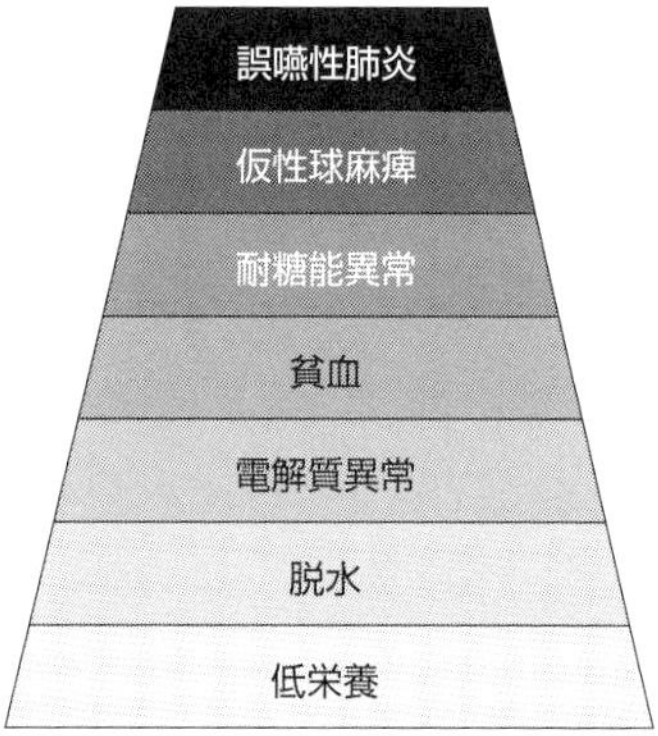

誤嚥性肺炎
仮性球麻痺
耐糖能異常
貧血
電解質異常
脱水
低栄養

図表３　高齢者の誤嚥性肺炎の病態
出所：武久洋三（2017 年 2 月）作成

きます。しかし、高齢者は気管に異物が入っても異物を気管から外に出す力が弱くなり、飲み込む力も弱くなって、誤嚥を起こしやすくなります。

２０１７年４月、日本呼吸器学会が『成人肺炎診療ガイドライン２０１７』を公表し、その中で肺炎診療について、一般的な市中肺炎と分けて、誤嚥性肺炎も含まれる医療・介護関連肺炎については、疾病終末期や老衰状態を判断した上で、個人の意思やＱＯＬ（Quality of Life）を考慮した治療・ケアをすることを明記しています。要は、高齢者の肺炎は最初から治さないという選択肢があることを検討すべきであるとしているのです。

高齢者の肺炎は、肺炎だけを治そうとして抗菌薬を投与しても治らないのは当然です。私は、高齢者の肺炎は、図表３に示すように低栄養や脱水、電解質異常や貧血などの要因が跳び箱のように重なっていて、その一番上に誤嚥性肺炎があると考えています。しかし、そのことを十分理解されていない先生方も中にはおられるようで、臓器別専門医の先生方は抗菌薬によって耐性菌ができ、そのため症状が改善せず、肺炎を繰り返し、死に至ることが多いことから、積極的治療を控える選択肢を設けられたのでしょう。

しかし、私の経営するグループ病院で約2年間にわたって調査した肺炎患者2、839例の死亡率は肺炎患者全体の9・8%でした。ちなみに、高齢者肺炎に対し、積極的治療を控えることを促した『成人肺炎診療ガイドライン2017』の中で、医療・介護関連肺炎（療養病床・高齢者施設入居者・最近医療ケアを受けた高齢者）の死亡率は15・5%と示されています。

私は、治る病気は治してあげるのが医師として当然の姿であると考えています。高齢者の病態を十分知った上で、きちんと治療されている急性期の先生もたくさんいらっしゃいますが、治療に苦難しておられるような場合には、ぜひ慢性期病院に入院していただきたいのです。そして肺炎が回復して日常生活に戻れる患者さんが一人でも多くなればと思っています。

【コラム】（※日本医事新報　炉辺閑話2018より）

人間はいつかは死ぬ。その死亡原因は時代とともに大きな変化を見せている。結核などの感染症の時代から、脳血管障害や心疾患、悪性新生物と目まぐるしく、直接死因順位の変遷はまさに時代を映す鏡でもある。癌の治療の進歩による生存期間の延長により、国民の二人に一人が癌になっても、癌による死亡が三人に一人にとどまっている。近代医学は確実に平均余命を延ばしている。

そのような時代の変化に伴って、近年急速に死亡原因として増加してきたのが肺炎である。いろいろな疾病にかかりながらも何とか生き延びてきた人たちは、高齢によるさまざまな臓器の機能低下の結果、仮性球麻痺や嚥下障害を合併することが多くなっているのも事実である。嚥下障害による誤嚥は、誤嚥性肺炎を引き起こし、治療の甲斐なく死亡してゆくことが多いのである。これは異常な問題として注目されている。

２０１７年４月になんと誤嚥性肺炎は治らないから治療しないという選択肢を公的に確立された例として、日本呼吸器学会から発表されたときには、私は飛び上がって驚いた。肺結核が不治の病として恐れられていた時代から、人類は感染症と戦ってきた。その結果として感染症は、治療可能な疾患としての認識が定着している。そのような現在、呼吸器の専門である学術団体が、誤嚥性肺炎に降参したと思われるような発表があったので、私は改めて自分の病院での肺炎の治療についてデータを収集してみた。

慢性期医療の現場では、誤嚥性肺炎になるまでに、低栄養や脱水、貧血、電解質異常、高血糖などの身体状況の異常が跳び箱のように重なった結果として仮性球麻痺や誤嚥性肺炎が起こっているということは、カルテの分析により明らかであった。したがって私たちの常識としては、誤嚥性肺炎は抗生物質などで治療するだけでなく、土台となっている障害を一つずつ取り除くことを同時に行っている。その結果として当院での誤嚥性肺炎の死亡率は平均年齢85歳を超えているにもかかわらず、死亡率は常に10％以下である。同じ患者さんが複数回罹患することも多いが、それらすべて含めて誤嚥性肺炎は治療可能な疾病であるという結果が出ている。何よりも全身管理・全身治療・嚥下リハビリが前提となることは当然である。

健康寿命の延伸

さて、誰でも長生きしたいと思っていますが、もちろん元気で長生きをしたいですよね。我が国の平均寿命が延びる一方で、果たして「寿命が長い＝健康」といえるのでしょうか？　ここで問題視されているのが、健康寿命と平均寿命の差です。

健康寿命とは、健康上の問題で日常生活が制限されることなく自立した生活ができる期間を示します。健康寿命と平均寿命の差の期間は寝たきり状態になったり、認知症などを発症し、要介護状態となり、何らかの健康上の問題を抱えながら生活しなければならないかもしれないということになります。つまり平均寿命と健康寿命との差が大きくなると、医療費や介護費などの社会保障負担も大きくなります。そして我が国の平均寿命と健康寿命の差は、２０１６年で男性は約9年、女性は約12年もあります。

平均寿命と健康寿命の二つの寿命の差は少しずつ短くなっています。人生１００年時代、まさに人間の寿命が尽きる寸前まで元気で過ごせることが一番です。そのためにも要介護状態を招く原因を知り、元気なうちからあらかじめリスクを防いでいくことが健康寿命を延ばす効果的な方法です。

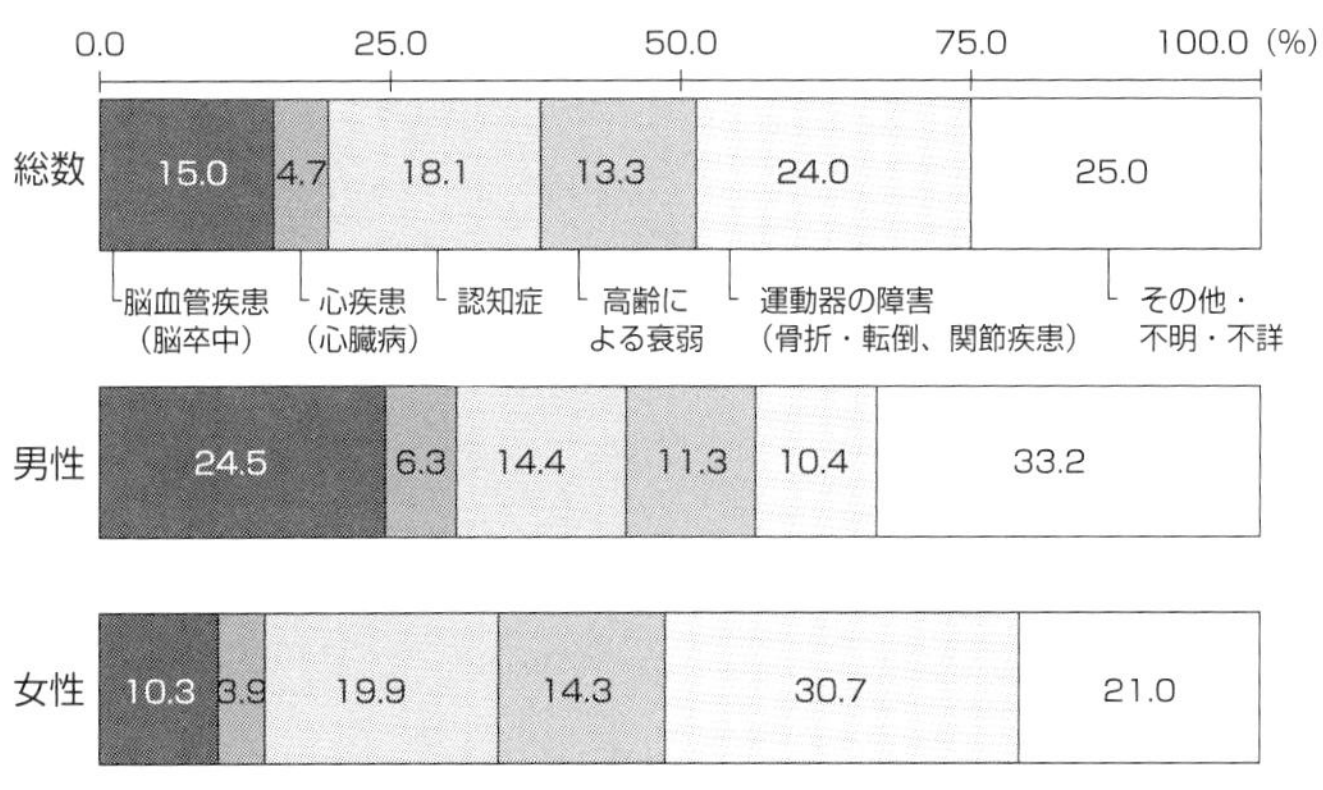

図表4　65歳以上の要介護者等の性別に見た介護が必要となった主な原因
出所：「2019年国民生活基礎調査」参照

高齢者で気をつけたい症状・病気

２０１９年国民生活基礎調査によると、65歳以上の要介護者等の介護が必要となった主な原因は、運動器の障害（骨折・転倒、関節疾患）が最も多く、次いで認知症、脳血管疾患、高齢による衰弱が半数以上を占めています（図表４）。

○運動器の障害（ロコモティブシンドローム）

運動器とは、骨や関節、軟骨、筋肉、神経などの総称です。私たちの身体の骨密度や筋肉量は、30代をピークに衰え始め、どんどん低下します。

ロコモティブシンドローム（運動器症候群）とは、運動器機能が衰え、立つ・歩くなどの日常生活に障害をきたしている状態のことを示します。進行すると要介護状態や寝たきり状態になりやすくなります。ロコモティブシンドロームが起こる最大の原因は「加齢」と「運動不足」による筋力の低下によっておこるバランス能力の低下、そして骨や関節の病気です。

「腰が痛い」、「膝が痛い」、「背中が丸くなった」などの症状を「年だから」と放置していると、少しずつ思うように身体を動かせなくなり、外出が面倒になったり、自分で外出できなくなったり、骨や関節の病気を発症しやすくなります。主な骨や関節の病気には、骨粗しょう症、変形性関節症、変形性脊椎症などがあります。

○骨粗しょう症

骨粗しょう症は、体内のカルシウムが不足して骨の中身がスカスカになり、骨がもろくなり、折れやすくなる病気です。高齢になるほど患者さんが増えて、圧倒的に女性に多い病気です。

女性ホルモンは骨が溶けるのを防ぐ働きをしていますが、閉経による女性ホルモンの急激な分泌の減少により、骨が溶け出しやすくなります。また、骨のもとになるカルシウム摂取が不足したり、古い骨を壊す作用（破骨吸収）が新しい骨をつくる作用（造骨）を上回ってしまうため、骨に含まれるカルシウムの量（骨量）が減少しスポンジ状となって、骨折を起こしやすい状態になり、ちょっとした軽い転倒によって、骨折する高齢者も多く見られます。

【症状】

骨粗しょう症は、症状は特にありませんが、進行すると背中や腰が痛む、背中や腰が曲がってくる、身長が縮んでくるなどの症状が現れます。また、痛みなどにより食事や着替えなどの日常生活動作（ＡＤＬ）や生活の質（ＱＯＬ）の低下をもたらします。さらに、重症化するとつまずいて手や肘をついたり、くしゃみや軽い転倒などのわずかな衝撃で骨折が起こりやすくなります。

【予防】

骨粗しょう症の予防は、「食事」と「運動」です。

《食事》

・カルシウムとカルシウムの吸収を助けるビタミンＤを多く含む食品を多く摂ることを心がけましょう。

・カルシウムは乳製品や大豆製品、小魚、緑黄色野菜、海藻などに多く含まれています。乳製品、小魚、海藻、野菜などをバランス良く摂取して、丈夫な骨にしてカルシウムを蓄えておくことが予防になります。

《運動》

・骨を丈夫にするためには適度な運動も必要です。運動することにより骨への刺激や血流が良くなり、骨を丈夫にします。無理せず毎日続けられる運動を生活に取り入れましょう。

・適度の日光浴は、カルシウムの吸収を助けるビタミンDの合成をもたらします。

○変形性関節症

変形性関節症は、加齢とともに骨と骨の間にあって、クッションの役割や滑らかな動きを可能にしている軟骨がすり減ることで炎症や骨自体の変形が生じて、関節の痛みや腫れが起こり、関節の機能の低下を招く病気です。

変形性関節症は全身のあらゆる関節に起こりますが、特に日常生活に支障を来しやすいのは、身体を支え体重の負荷がかかる膝関節や股関節、そして脊椎（背骨）です。それぞれ、変形性膝関節症（へんけいせいしつかんせつしょう、へんけいせいひざかんせつしょう）、変形性股関節症（へんけいせいこかんせつしょう）、変形性脊椎症（へんけいせいせきついしょう）といいます。

【症状】

変形性関節症を発症すると、関節に痛みを感じるようになります。発症初期は、関節に負荷がかかったときや関節を動かしたときに痛みが生じ、安静にすることで痛みは収まります。しかし病状が進行すると、安静にしても収まりにくく、立ち上がりなど最も関節に負荷がかかるタイミングに関係なく、安静にしていても常に痛みを感じるようになります。また、変形性関節症では、摩耗した軟骨片などにより滑膜（関節の内側を覆い、関節液を分泌する膜）に炎症が生じて関節液が溜まって腫れが見られます。そして軟骨がすり減り、骨への衝撃が大きくなると、骨の変形が進みます。

○変形性膝関節症

変形性膝関節症を発症すると、膝の痛みのためあまり歩けなくなり、次第に脚の筋肉が衰えていきます。

【症状】

・痛み

発症初期は、立ち上がるとき、歩き始めるときなど、膝に体重がかかるときに痛みを感じ、進行すると、階段の上り下りや正座をしたときにも痛みを感じるようになります。悪化すると、次第に安静時でも痛みがとれないことがあります。

・関節液が溜まる、腫れ

関節に炎症が起こり、膝に関節液が溜まります。関節液が溜まると膝は腫れて、痛みが生じ、膝を動かしにくくなることがあります。

【治療】

一度すり減った関節軟骨は、もとに戻すことは困難で、加齢とともに徐々に悪化します。そこで、変形性膝関節症の治療は、薬を飲んで痛みをとり、リハビリテーション等を行い、膝関節の周りの筋肉を鍛えます。また、関節を守るために装具を使うこともあります。

○変形性股関節症

変形性股関節症は、股関節の軟骨が加齢によりすり減ることで炎症が起こる病気です。女性に多く、発育性股関節形成不全の後遺症や股関節の形成不全など、子どものころの病気は発育障害の後遺症によるものがほとんどですが、加齢により軟骨がすり減り、発症することがあります。

【症状】

主な症状は股関節の痛みです。初期は立ち上がりや歩き始めに脚の付け根に痛みを感じます。病気が進行すると、痛みが強くなり、常に痛みに悩まされることもあります。

症状が進行するにつれて、日常生活において靴下が履きにくくなったり、和式トイレ使用や正座ができなくなり、また長時間立ったり歩いたりすることが困難になり、階段や車・バスの乗り降りも手すりが必要になってきます。

○変形性脊椎症と脊柱管狭窄症

変形性脊椎症は、脊椎（背骨）に起こる変形性関節症です。主に加齢や悪い姿勢などの生活習慣により、椎体（脊椎を構成する骨）と椎体の間にあるクッションの役割を担う椎間板に負荷がかかり、すり減ることにより起こります。変形性脊椎症が進行すると、骨が固くなり「とげ」のようになった骨棘（こつきょく）が脊柱管を圧迫し狭くなって痛みが生じる脊柱管狭窄症を発症することもあります。

【症状】

変形性脊椎症は老化や長年の悪い姿勢によって徐々に背骨が変形するものであり、必ずしも症状を伴うものではありません。多くの方は自覚症状がなく、治療をせず経過観察をすることになります。変形性脊椎症が進行すると、クッションの役割を担っていた椎間板がなくなり、椎体と椎体がぶつかって、中には激痛が現れることもあります。

脊柱管狭窄症は、脊柱管の中を通る神経の圧迫のされ方によって症状は異なります。腰部にある馬尾神経が圧迫される腰部脊柱管狭窄症では、間欠性跛行（かんけつせいはこう）と呼ばれる症状が多く見られます。

間欠性跛行とは、少し歩くと、足が痛くなったりしびれたりして歩けなくなり、少し休むと、また歩けるようになる症状です。休まず歩ける距離は、重症度によって異なりますが、数百メートルごとに休憩を挟めば歩けることもあれば、ほとんど歩くことができないこともあります。また、進行すると下肢筋力低下や尿の出が悪くなる、尿漏れなどの排尿・排便障害を起こすこともあります。

頸部脊柱管狭窄症の場合、首の痛みや手のしびれ、指の細かい運動障害が起こることが多いのですが、症状が進行すると上肢や下肢の筋力低下、歩行のふらつきなどが起こることもあります。また、排尿・排便障害を起こすこともあります。

【治療】

症状が軽度または中等度の場合、鎮痛薬や血行を促進する薬を使用した投薬治療やコルセットの装着、リハビリテーション、局所麻酔剤などの神経ブロック注射による保存療法で症状が改善することもあります。保存療法を行っても症状が改善されない場合や痛み、しびれが強く、歩行障害が進行し、日常生活に支障が出てくる場合には手術を行うこともあります。最近では内視鏡を用いた手術も行われています。

【予防】

変形性関節症の進行を予防するためには、適切な運動と、肥満のある人は減量することが基本です。運動で改善しない場合や痛みが強くて運動が行えない場合は、薬や装具を使って運動を根気よく続けましょう。具体的には関節の可動域を広げるストレッチ、ウォーキングや水中ウォーキング、自転車などの有酸素運動も有効です。

○関節リウマチ

変形性関節症と同じく、関節に痛みや腫れが起こる病気に「関節リウマチ」があります。症状は似ていますが、その原因や病気の進行、治療法も異なります。

関節リウマチは、自分を守ってくれるはずの免疫機能が、誤って自分の関節滑膜を攻撃してしまう「自己免疫疾患」です。主に手足の関節に痛みや腫れが起こります。30～50代に発症する人が多く、男性より女性に多く見られます。

【症状】

関節リウマチは、手の指や手首など上半身の比較的小さな関節から症状が起こり始め、左右対称の関節に出てきたり、いくつかの関節に同時に出てくることが特徴です。

また、朝起きてすぐが最も症状が出やすく、具体的には関節を動かし始めるときに体が硬直したように感じる「こわばり」が起こり、しばらくすると動き始めるといった症状が見られます。

膝関節や股関節など大きな関節に炎症が起こると、関節液が溜まり、動きにくくなり、痛みのために日常生活が困難になる場合もあります。

この関節リウマチで生じる関節の腫れや痛みは、体内の免疫機能の異常によるものです。免疫機能とは、外部から体内に侵入してきた細菌やウイルスなどを攻撃して破壊し、排除する働きを担っていますが、免疫機能に異常が生じることによって、誤って自分自身の細胞や組織を攻撃してしまい、そして炎症が起こり、関節の腫れや痛みを生じます。

炎症は関節だけでなく肺や血管など全身に広がる場合もあります。関節リウマチが進行すると、日常生活や家事、仕事などに支障を起こしやすくなり、介助が必要になる場合もあります。そのため、早期に発見し、早期に治療を始めることが重要です。

【治療】

関節リウマチの治療は、主に薬物療法です。以前は一時的に症状を和らげることしかできませんでしたが、現在は新薬の開発が進み、病気の進行を抑え、発症前とほとんど変わらない生活を送ることができるようになりました。

関節リウマチの治療薬の代表的な薬剤は、抗リウマチ薬のメトトレキサート（ＭＴＸ）で、関節の炎症を引き起こす免疫細胞などの働きを抑え、関節リウマチの進行を抑えることができます。

さらに関節リウマチの新たな特効薬として「生物学的製剤」があります。生物学的製剤は、最先端のバイオテクノロジー技術により生み出された薬剤で、抗リウマチ薬以上の効果を得ることができます。しかし、非常に高価であり、体内の免疫力が低下し感染症を起こしやすくなるなどの副作用が生じることがあるため、主治医とよく相談する必要があります。

○高齢による衰弱（フレイル）

【高齢者の身体的変化】

人間の身体は老化に伴い、生理機能が低下します。身体全体を構成する細胞に老化が起こり、細胞数の減少や細胞の働きが低下し、臓器の機能低下につながります。そして予備力・回復力の低下、防衛力、適応力の低下により疾病に罹りやすく、治りにくくなります。

老化によってさまざまな臓器の機能低下が起こるため、一人の高齢者が同時に多くの病気や症状を併せ持つことも珍しくありません。そこで、それぞれの疾病や症状に沿ってさまざまな病院を受診し、受診する病院ごとに薬を処方してもらった薬を服用することで、多剤投与による弊害が生じやすくなります。

口から飲んだ薬は胃や小腸で吸収され、血管を通って全身に運ばれます。そして徐々に肝臓で代謝（分解）されたり、腎臓から排泄されたりして、効き目がなくなります。ところが、臓器の老化に伴い、肝臓や腎臓の機能が低下して、代謝や排泄までの時間がかかるようになります。そのため、薬が効きすぎてしまうことがあるのです。その上にさまざまな症状に合わせて、たくさんの薬を服用すると、副作用が生じやすくなるのです。

高齢者に起こりやすい薬の副作用として、ふらつきや転倒、もの忘れ、食欲低下などが挙げら

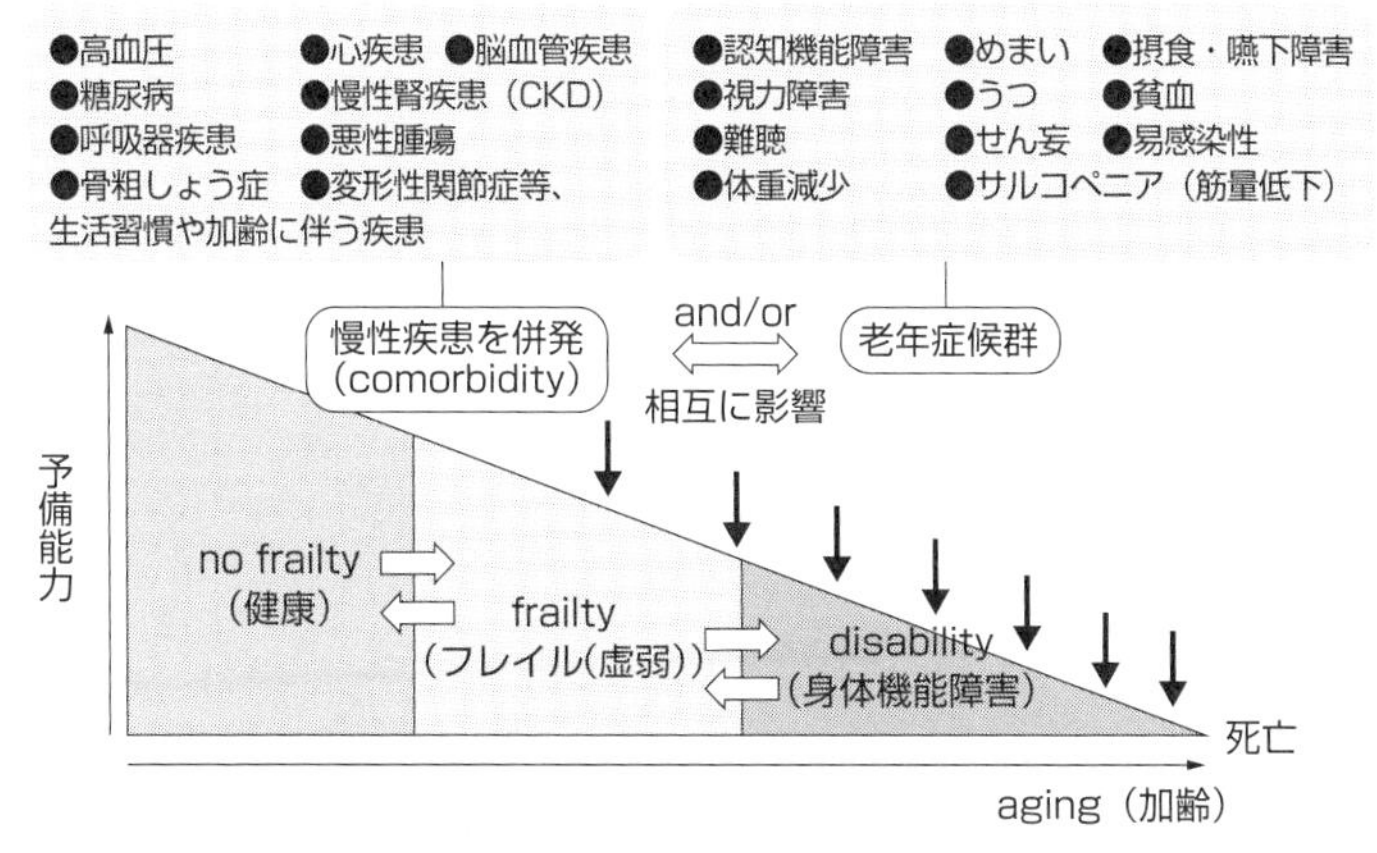

図表5　高齢者の健康状態の特性等について

出所：厚生労働省「高齢者の特性を踏まえた保健事業　ガイドライン　第2版（令和元年10月）」

れます。骨粗しょう症などにより骨がもろくなると、転倒による骨折、そして寝たきりになる可能性もあります。

以上のような加齢に伴う生理機能の低下だけでなく、活動量が低下し、食欲が落ちたり、疲れやすくなるといった身体的な変化（衰え）や精神的な気力の低下なども見られるようになります。このような脆弱な状態を「フレイル」といいます。

フレイルは図表5に示すように健康な状態と身体機能障害に伴う要介護状態の中間の状態です。ほとんどの高齢者がフレイルの状態を経て要介護状態に至ると考えられており、2019年11月25日付読売新聞記事によると、国立長寿研究センターの調査で、フレイルの人が5年以内に要介護状態となる危険性は、フレイルでない人の3・5倍、またフレイルの人の介護費用はフレイルでない人の10・2倍あるそうです。

しかし、フレイル状態になっても、運動など適切な介入や支援を行うことによって、心身の状態を改善させることが十分に可能であると言われています。高齢者のフレイル状態は早期発見、早期介入が重要となります。

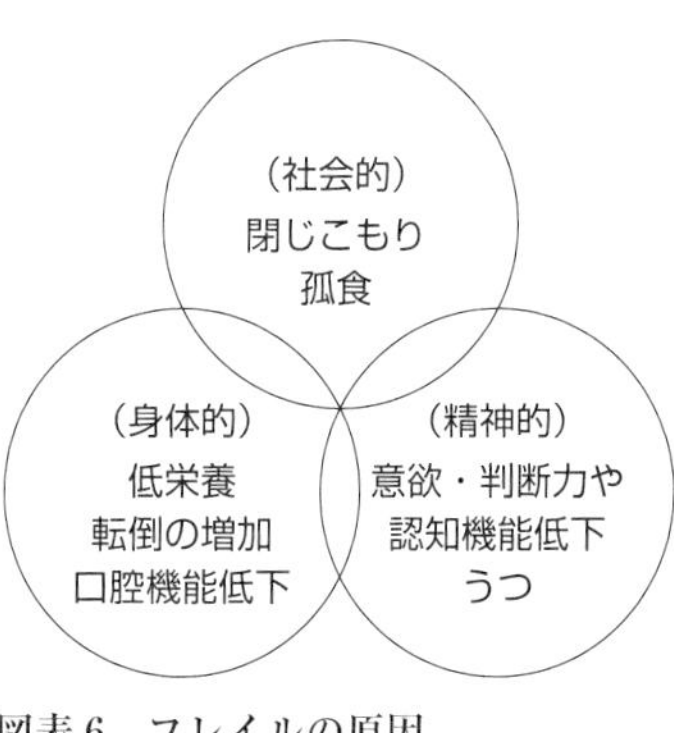

図表6　フレイルの原因

出所：厚生労働省「第35回　保険者による健診・保健指導等に関する検討会（令和元年11月13日）資料」参照

【フレイルの原因】（図表6）

フレイルには身体的要因だけでなく、精神・心理的要因、社会的要因などさまざまなことが原因で起こります。例えば、次のようなことが原因となることもあります。

○活動量の低下、閉じこもり（社会交流の機会の減少）
○身体機能の低下（歩くスピードの低下）
○筋力低下・筋肉量の減少（サルコペニア）
○認知機能の低下
○日常管理が必要な慢性疾患（高血圧、糖尿病、呼吸器疾患、骨粗しょう症、心疾患、慢性腎疾患、悪性腫瘍、変形性膝関節症など）
○体重減少
○低栄養

項目	評価基準
①体重減少	6ヶ月で、2～3kg以上の減少
②疲労感	（この2週間に）わけもなく疲れたような感じがする
③身体活動	①軽い運動・体操などをしていますか？ ②定期的な運動・スポーツをしていますか？ 上記いずれも「週に1回もしていない」と回答
④歩行速度	通常歩行：<1.0m/秒
⑤筋力低下	握力：男<26kg、女<18kg

上記の5項目の内、3項目当てはまればフレイル、1～2項目ならプレフレイル（フレイル前段階）

図表7　フレイル診断

出所：日本版CHS基準（J-CHS基準）一般社団法人日本老年医学会、国立研究開発法人国立長寿医療研究センター「フレイル診療ガイド2018年版」参照

○収入が減る
○孤独になる

【フレイル診断】

フレイルの診断は、図表7に示した①～⑤の5項目を基準に行われ、5項目のうち3項目が該当すればフレイル、1～2項目が該当すれば注意が必要なプレフレイル（フレイル前段階）と評価します。

【フレイルの予防】

フレイル予防は次の三つがポイントになります。

1. 適切な食事
2. 適切な運動
3. 地域活動への参加

厚労省は2020年度から75歳以上の後期高齢者を対象とした健診において、食生活や運動の習慣、もの忘れの有無などを尋ねることで「フレイル」の状態になっていない

	質問文	回答
1	あなたの現在の健康状態はいかがですか	①よい　②まあよい ③ふつう ④あまりよくない ⑤よくない
2	毎日の生活に満足していますか	①満足　②やや満足 ③やや不満　④不満
3	1日3食きちんと食べていますか	①はい　②いいえ
4	半年前に比べて硬いもの※が食べにくくなりましたか ※さきいか、たくあんなど	①はい　②いいえ
5	お茶や汁物等でむせることがありますか	①はい　②いいえ
6	6ヶ月間で2～3kg以上の体重減少がありましたか	①はい　②いいえ
7	以前に比べて歩く速度が遅くなってきたと思いますか	①はい　②いいえ
8	この1年間に転んだことがありますか	①はい　②いいえ
9	ウォーキングなどの運動を週に1回以上していますか	①はい　②いいえ
10	周りのひとから「いつも同じことを聞く」などの物忘れがあると言われますか	①はい　②いいえ
11	今日が何月何日かわからない時がありますか	①はい　②いいえ
12	あなたはたばこを吸いますか	①吸っている ②吸っていない ③やめた
13	週に1回以上は外出していますか	①はい　②いいえ
14	ふだんから家族や友人と付き合いがありますか	①はい　②いいえ
15	体調が悪いときに、身近に相談できる人がいますか	①はい　②いいえ

図表8　後期高齢者の質問票

出所：2019年9月18日　第8回高齢者の保健事業のあり方検討ワーキンググループ資料

かをチェックする「後期高齢者の質問票」（図表8）を導入することを表明しました。
質問票に基づき保健師や管理栄養士が高齢者の健康状態を詳しく把握し、要介護状態になる前のフレイル状態の早期発見、早期介入（指導、助言など）をすることで、健康寿命の延伸と、社会保障費の伸びの抑制も期待されています。

【低栄養】

高齢になると、かむ力や飲み込む力の低下や偏食などにより、食事量が減少し、十分な栄養や水分を摂ることができなくなり、低栄養状態に陥りやすくなります。「体重が減少してきた」、「風邪を引きやすい」、「体力が落ちてきた」などと感じる場合、もしかしたら低栄養状態が原因かもしれません。

このような時代に「低栄養？」と思われるかもしれませんが、平成30年国民健康・栄養調査結果で、65歳以上高齢者の男性が10・3％、女性が20・3％の割合で低栄養傾向にあることが示されています。高齢者にとって低栄養は、さまざまな疾患を発症する引き金になっていることが多いため、注意が必要です。

栄養が不足すると、骨量や筋肉量などの減少が起こります。そのため、骨粗しょう症を起こしやすくなり、下肢の筋肉が落ちることで歩くスピードが遅くなったり、ちょっとした段差でつまずきやすくなったりします。さらに老化による身体機能の低下が伴うことにより、先述したフレ

	低リスク	中リスク	高リスク
BMI[1]	18.5～29.9	18.5未満	
体重減少率[2]	変化なし （減少３%未満）	１か月→３～５%未満 ３か月→３～7.5%未満 ６か月→３～10%未満	１か月→５%以上 ３か月→7.5%以上 ６か月→10%以上
血清アルブミン値	3.6g/dl以上	3.0～3.5g/dl	3.0g/dl未満
食事摂取量	76～100%	75%以下	
栄養補給法		経腸栄養法 静脈栄養法	
褥瘡			褥瘡

注：1）BMIの計算方法「体重（kg）÷（身長（m）×身長（m））」
　　2）体重減少率の計算方法「（通常の体重－現在の体重）÷通常の体重×100」

図表９　低栄養チェック項目とリスク分類
出所：2020年11月5日　第191回介護給付費分科会資料

イルやロコモティブシンドロームなどにも陥りやすくなります。

また、低栄養により免疫力や認知機能の低下などが起こりやすくなるため、肺炎や感染症、認知症、脳卒中などの病気に罹りやすくなるだけでなく、転倒や骨折などの怪我も起こしやすくなります。その結果、寝たきりになる場合もあるため、低栄養状態とならないように日頃から気を付けておきましょう。

なお、低栄養状態かどうかは、体重の変化やＢＭＩ（体格指数）（ＢＭＩ＝体重（kg）÷（身長（m）×身長（m））で求めることができます）で簡単に確認することができます。

他にも、病院で行う血液検査で血清アルブミン値（血液中の主なたんぱく質）、血中コレステロール値（血液中の脂質）、血中へモグロビン値（貧血の指標）など定期的に測定し、体の状態を確認することも大切です。図表９に示すような低栄養チェック項目で、低栄養状態かどうか確認できますので参考にしてください。

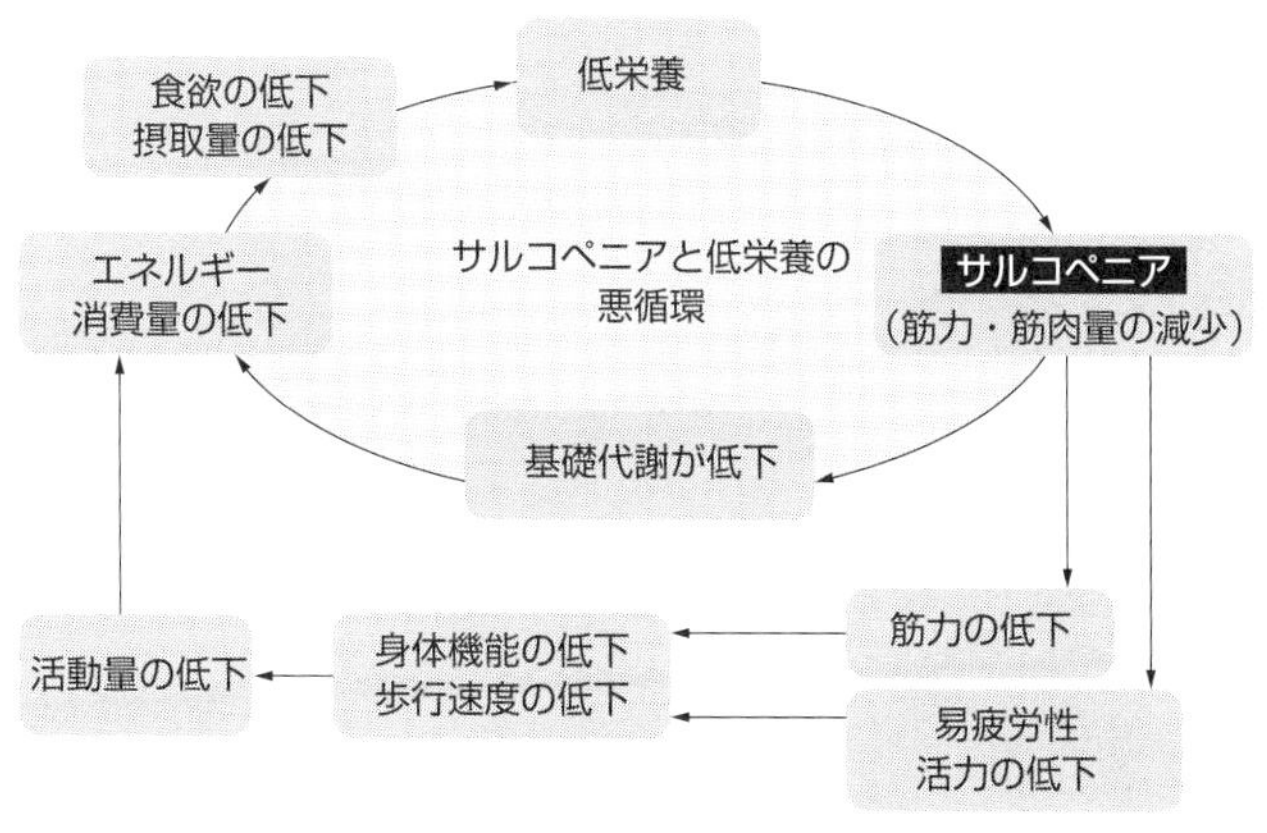

図表10　サルコペニアと低栄養の悪循環

出所：Fried L. P et al ; Frailty in Older Adults Evidence for a Phenotype. J Gerontology, 56 : M146-157 2001より改編

○サルコペニア

「サルコペニア」は加齢に伴い体力が低下し、食欲低下により食べる量が減って低栄養状態となり、筋肉量や筋力の低下した状態を指します。握力、ふくらはぎや太ももなどの下肢の筋力、体幹筋など全身の「筋力の低下」が起こると、歩くスピードが遅くなり、ちょっとした段差でつまずくことが多くなり、転倒しやすくなります。その結果、骨折し寝たきりになる悪循環に陥るのです（図表10）。

サルコペニアの診断は、握力、歩行速度と筋肉量で判断します。また、日本人に合ったサルコペニアの簡易的な診断基準が図表11です。この簡易的な基準を利用すると、身長、体重、握力計、メジャー、ストップウォッチがあれば測定可能で、比較的簡単に診断を行うことができます。なお、歩行速度１m／秒の目安は、横断歩道を青信号のうちに渡り切ることのできる速度とされています。

日本人の目安	
筋肉量の低下	下腿周囲長 30cm 未満 BMI18.5kg/m² 未満
筋力（握力）の低下	男性 25kg 未満 女性 20Kg 未満
身体機能の低下	歩行速度 1.0m/ 秒未満

図表11　日本人高齢者におけるサルコペニアの簡易基準
出所：下方浩史、安藤富士子「日常生活機能と骨格筋量、筋力との関係」日本老年医学会 49：195-198、2012 より

歩く速度が遅くなった、手すりに捕まらずに階段が登れなくなった、重いものが持てなくなったなどの症状が見られた場合、サルコペニアのサインかもしれません。継続的にふくらはぎの最も太い部分の長さ（下腿周囲長）をメジャーで測り、筋肉量の変化を確認するなど筋肉量の低下に注意しましょう。

○脱水症

脱水とは、体内の水分が不足している状態のことで、特に高齢者によく見られます。前項でも述べましたが、高齢になると食事量が減少することなどから、摂取水分量も不足しがちになります。

一般成人の体内の水分量は、体重の60％を占めていますが、高齢になると体内の水分量が減少し、全体重の50％くらいになるため、一般成人に比べ脱水症を起こしやすくなります。また、高齢者になるとのどの渇きを感じにくくなるため、水分を摂る量が減少したり、トイレが近くなるため水分を控えたりする場合もあります。そのため、体内の水分量が減少し、知らず知らずのうちに脱水状態に陥っているのです。

また、大量に汗をかいたり、発熱や下痢などの体調不良により水分が失われると、摂取する水分よりも失われる水分が多くなるため、脱水を起こす場合があります。夏に多く見られる熱中症

	体重の減少	症状
軽度	1～2％	のどの渇き、尿量の減少、軽い下痢や嘔吐、微熱など
中等度	3～9％	全身の倦怠感や頭痛、嘔吐、めまい、痰を出しにくい、血圧低下、臓器の血流低下など
高度	10％以上	心臓・腎臓・呼吸機能不全が見られ、死に至る場合もある

図表12　脱水症の症状

も、脱水症の一種です。高齢者の場合、特別な病気がなくても暑さなど環境の変化などにより、容易に脱水になる場合がありますので注意が必要です。

【高齢者が脱水を起こしやすい理由】

・加齢に伴う体組成の変化による、体内水分量の減少
・口渇感の鈍化（のどの渇きに気付きにくくなる）
・加齢による腎機能などの臓器機能低下
・飲水量の減少
・薬によるもの（利尿剤、便秘薬など）など

脱水症の症状はその程度によりさまざまで、図表12に示すような症状が起こる場合がありますが、高齢者の場合、軽度の場合では明らかな症状が見られないこともありますので注意が必要です。

そのため、高齢者の場合、「何となく元気がない」、「ぐったりしていて反応が鈍い」というような場合にも脱水の可能性があります。脱水症は高齢になればなるほど、脱水の状態が長く続くほど重症化しやすいため、早期発見が大切です。のどの渇きは、脱水が始まっている証拠です。そのためこまめに水分を摂ることが大切です。しかし、高齢者の場合、飲み物だけで補うの

は難しいため、水分量の多い食事を摂るように心がけることも大切です。高齢者に次のような症状が見られた場合、脱水症の可能性がありますので注意が必要です。

【高齢者の脱水のサイン】
・皮膚がカサカサと乾燥している
・皮膚に張りがない（腕の皮膚を持ち上げて放したときシワができたままになっている）
・口の中や唇が乾燥している
・脇の下が乾いている
・食欲がない　など

他にも、脱水により循環血液量が低下し、血液が濃縮され固まりやすくなり血栓ができやすくなるため、脳梗塞や心筋梗塞などの発生リスクが高くなります。また、脱水により体内の水分と塩分などの電解質が不足したり、電解質濃度が薄くなったりすると、脳の機能にも影響し、せん妄が起こりやすくなります。さらに高齢者で認知機能が低下している場合、せん妄によりさらに認知機能の低下が進み、認知症が進行する場合もありますので注意が必要です。

もし、脱水症を起こしてしまった場合、脱水症の改善・治療には、電解質と糖質が含まれている経口補水液が有効ですが、口から水分摂取できない場合は、点滴による治療を行います。

脱水症は、高齢者のあいだで最も普遍的に見られる病態です。その中でも、病気や専門的な治療により起こる「血管内脱水」が多く見られます。これは、四肢に見られる浮腫や胸水などを除去する目的で利尿剤を使用することにより、浮腫は改善されないまま血管内の水分が優先的に利尿されてしまい、その結果、血管内脱水が起こります。さらに、循環している血液中の成分である血漿量の減少に伴い、腎血流量が減少し、体内を流れる血液を腎臓内にある糸球体で濾過してきれいにするための機能が低下してしまうため、血液から取り除いた老廃物を尿として体外に排出する機能が低下してしまうため、腎不全が起こりやすくなります。もともと、腎機能が低下している人は、致命的な腎機能障害を引き起こす場合もありますので注意が必要です。

そこで、私が経営するグループの病院では、血管内脱水を起こした患者さんに「間歇的補液療法」という治療法を実施しています。「間歇的補液療法」とは、1日間は栄養投与を行わずに、患者さんごとに計算した1日に必要な水分量の3分の2程度の症状に合った経口補水液のみを投与し、次の2日間は栄養投与を行うという方法を繰り返し行うことで脱水改善を行う治療法です。

水分投与は口からの投与が優先されますが、嚥下障害などがある患者さんや口からの投与が難しい患者さんは、点滴による水分補給が行われます。この治療法を実施し、私が経営する病院で2015年1月〜12月の1年間に入院した6、703名の患者さんのうち、入院時血液検査で脱水を示す尿素窒素（BUN）が50㎎／dl以上を示す高度脱水患者さん231名の脱水治療状況と改善状況をまとめたものを図表13に示しています。

間歇的補液療法を実施した患者さんは、80％以上に脱水の改善が見られ、間歇的補液療法を実施しなかった患者さんより、多くの脱水改善が認められました。このように、BUN値が高い患者さんでも、間歇的補液療法による治療を実施することにより、脱水が改善したという結果が得られています。

高齢者は、入院の原因となった病気の治療のために行う検査のための絶食や、治療による食欲の低下、絶対安静による心身の機能低下、大量の薬剤投与等により、かえって身体環境を悪化さ

2015年入院患者6,703名のち、入院時BUN50以上の患者231名		
間歇的補液療法を含む低張液投与患者	151名	(%)
改善患者	131	86.8
悪化若しくは変化しなかった患者	13	8.6
転院	1	0.7
死亡	6	3.9
低張液未投与患者	80	
改善患者	55	68.8
悪化若しくは変化しなかった患者	15	18.8
転院	1	1.2
死亡	9	11.2
入院時BUN50以上80未満の患者165名		
間歇的補液療法を含む低張液投与患者	103名	
改善患者	92	89.3
悪化若しくは変化しなかった患者	7	6.8
転院	1	1.0
死亡	3	2.9
低張液未投与患者	62	
改善患者	44	71.0
悪化若しくは変化しなかった患者	11	17.7
転院	0	0.0
死亡	7	11.3
入院時BUN80以上の患者66名		
間歇的補液療法を含む低張液投与患者	48名	
改善患者	39	81.3
悪化若しくは変化しなかった患者	6	12.5
転院	0	0.0
死亡	3	6.2
低張液未投与患者	18	
改善患者	11	61.1
悪化若しくは変化しなかった患者	4	22.2
転院	1	5.6
死亡	2	11.1

図表13　2015年1月～12月に入院した患者6,703名のうち、入院時BUN50以上の脱水患者231名の間歇的補液療法の実施状況と改善状況

【不適切な生活習慣】	【境界領域期】（メタボリックシンドローム予備群）	【生活習慣病発症】（メタボリックシンドローム該当者）	【重症化・合併症】	【生活機能の低下・要介護状態】
・不適切な食生活 ・運動不足 ・ストレス過剰 ・睡眠不足 ・飲酒 ・喫煙　等	・肥満 ・高血圧 ・脂質異常 ・高血糖	・肥満症 ・高血圧症 ・脂質異常症 ・糖尿病	・虚血性心疾患（心筋梗塞、狭心症） ・脳卒中（脳出血、脳梗塞等） ・糖尿病の合併症（人工透析、網膜症による失明）	・要介護（半身の麻痺、認知症）　等

図表14　生活習慣病と合併症

出所：2019年4月24日　第413回中央社会保険医療協議会総会資料

せてしまう場合もあります。私たち慢性期病院では、このような高齢患者さんの複雑に絡み合った病状に対し、工夫した治療を積極的に行っています。

○生活習慣病

生活習慣病は偏った食生活や運動不足、飲酒、喫煙、ストレスなどの不健康な生活習慣が深く関与し、発症の原因となる疾患の総称です。高血圧症や糖尿病、脂質異常症、肥満症などがあります。

これらの疾患はほとんど自覚症状がないため放置してしまうことも多く、進行すると、重篤な疾患を引き起こす原因にもなります。

また生活習慣病の進行により、認知機能障害や日常生活動作（ＡＤＬ）の低下などが見られることもあり、生活機能低下や要介護状態に段階的に進行していきます（図表14）。

◆生活習慣病と合併症

○高血圧症

高血圧症は、最高血圧が１４０mmHg 以上の場合、または最低血圧が90mmHg 以上の場合もしくはこれらの両方を満たす場合に診断されます。そのまま放置しておくと脳や心臓の血管の内側にコレステロールなどが溜まり、血液の通り道が狭くなる動脈硬化を起こしやすくなり、進行すると脳卒中や心臓病、腎臓病など重篤な疾患を起こしやすくなります。高血圧症は加齢とともに増加し、75歳以上高齢者の多くが高血圧を抱えています。

《高齢者高血圧の特徴》（日本老年医学学会発行　改訂版　健康長寿診療ハンドブックより）

①最高血圧（収縮期血圧）と脈圧の増大。
②血圧の動揺性が大きく、測定条件でも変動しやすい。
③診察時に血圧が高くなる白衣高血圧が多い。
④夜間に血圧が降下しないタイプが増加している。
⑤早朝に血圧が一定以上に高くなる早朝昇圧例が増加している。
⑥起立性低血圧や食後血圧低下を起こす場合が多い。

血圧はそのときの状況や緊張などですぐに変化してしまうので、家庭内でリラックスした状態での血圧測定が高血圧の診断には必須であり、家庭血圧の5～7日の値の平均がどちらか一方でも135／85mmHg以上の場合は高血圧となります。家庭血圧は、朝と夜の1日2回、1～2分の安静後、座位の状態で測定を行います。症状がないからと高血圧を放置してしまうと、ある日突然、脳卒中や心筋梗塞など命に関わる疾患を起こす場合がある他、腎機能が低下する場合もあるため、早めにかかりつけ医に相談しましょう。

高血圧症の一般的な治療目標は、診察室血圧が130／80mmHg（75歳以上で140／90mmHg）未満です。まずは食事内容を見直し（減塩や節酒）、生活習慣の改善（減量・運動など）を行います。それでも血圧が下がらない場合は、投薬治療を行います。

高齢者の場合、さまざまな疾患による薬を併用していることが多く、これらの薬の相互作用による副作用によって急激な血圧低下を起こすことがあるので注意が必要です。また、かかりつけ医によって処方された薬は、自己判断で減量したり服用を中止しないようにしましょう。

○糖尿病

糖尿病は、膵臓から分泌される血糖を下げる役割をするインスリンが十分働かずに、血液中に含まれるブドウ糖（血糖）が高くなる病気です。糖尿病は主に「1型」と「2型」に分類されます（図表15）。インスリンを作る膵臓の細胞が自己免疫機能不全などにより破壊されてインスリンが出なくなって発症する1型に対し、運動不足や偏った食生活などの生活習慣が原因となって

	１型糖尿病	２型糖尿病
年齢	若年者に多い（何歳でも発症する）	中高年に多い
症状	急激に症状が現れ、糖尿病になることが多い	症状が現れないこともあり、気がつかないうちに進行する
原因	膵臓でインスリンを作るβ細胞が壊れてしまうため、インスリンが膵臓からほとんど出なくなり、血糖値が高くなる	生活習慣や遺伝的な影響により、膵臓からインスリンが出にくくなったり、効きにくくなったりして血糖値が高くなる
治療	インスリン注射	食事療法、運動療法、薬物療法、場合によってはインスリン注射

図表15　①１型糖尿病と②２型糖尿病の違い

発症するのが２型糖尿病です。

初期のころは、症状もほとんどないため、気づかず長期放置されることがよくあります。しかし、血糖値が高い状態が続くと次のような症状が現れ、さらに血糖値が著しく高い場合は、意識障害が起こり昏睡状態に陥ることもあります。

《高血糖における主な症状》

- のどが渇く、水をよく飲む
- 尿の回数が増える
- 体重が減る
- 疲れやすくなる

軽度の糖尿病でも、高血糖状態が長期間継続することにより、血管が傷つきやすくなり、目の網膜の血管が障害され、目のかすみや視力低下さらには失明してしまうこともある網膜症や腎機能低下による腎症、神経障害などの合併症が起こりやすくなります。また全身の動脈硬化が起こりやすくなり、心筋梗塞や脳梗塞、下肢の閉塞性動脈硬化症なども発症しやすくなります。

特に高齢者は、高血糖によりサルコペニアやフレイル、認知機能障害、日常生活動作（ＡＤＬ）低下や血糖が下がりすぎてしまう重症低血糖、脳卒中などの合併症を起こしやすく、要介護状態へと陥りやすくなるため、早期に発見し、治療を行うことが重要です。

《高齢者糖尿病の特徴》

（日本医師会作成「超高齢社会におけるかかりつけ医のための適正処方の手引き③糖尿病」より）

- 低血糖の症状が出にくい、また非典型的な低血糖が起こるために、重症低血糖を起こしやすい。
- 食後の高血糖をきたしやすい。
- 脳梗塞、虚血性心疾患などの動脈硬化性疾患や心不全を起こしやすい。
- 腎機能などの低下により、薬剤の蓄積が起こりやすく、有害事象を起こしやすい。
- 社会・経済的な問題を伴いやすい。
- 認知機能障害、うつ、サルコペニア、フレイル、ＡＤＬ低下、転倒、低栄養、多剤併用などの老年症候群を起こしやすいことがある。

《糖尿病の診断方法及び診断基準》

糖尿病は、三つの検査（「空腹時血糖値」、「75ｇＯＧＴＴ（経口ブドウ糖負荷試験）」、「随時血糖値」）を行い、その結果をもとに「糖尿病型」、「正常型」、「境界型」の三つに分類します。

①早朝空腹時血糖126mg／dL以上
②75gOGTT（経口ブドウ糖負荷試験）で2時間値200mg／dL以上
③随時血糖値200mg／dL以上
④HbA1c（過去1～2ヶ月間の血糖値の平均的な状態を示す値）が6・5%以上
⑤早朝空腹時血糖110mg／dL未満
⑥75gOGTT（経口ブドウ糖負荷試験）2時間値140mg／dL未満

【糖尿病型】①～④いずれかに該当する場合
【正常型】⑤および⑥が確認された場合
【境界型】①～⑥いずれにも該当しない場合

《糖尿病の種類》

糖尿病には、①1型糖尿病、②2型糖尿病（図表15）、③その他機序疾患によるもの（糖尿病以外の病気や、治療薬の影響によるもの）、④妊婦糖尿病の4種類があります。

糖尿病の治療には、食事療法、運動療法、薬物療法があり、治療目標は、年齢や罹病期間、臓器障害、低血糖の危険性、サポート体制などを考慮し個別に設定を行います。さらに高齢者の場合は、認知機能や基本的日常生活動作（基本的ADL：着衣、移動、入浴、トイレの使用など）、手段的日常生活動作（手段的ADL：買い物、食事の準備、服薬管理、金銭管理など）の評価や併存疾

目標	血糖正常化を目指す際の目標値[1)]	合併症予防のための目標値[2)]	治療強化が困難な際の目標値[3)]
HbA1c（%）	6.0未満	7.0未満	8.0未満

注：1）適切な食事療法や運動療法だけで達成可能な場合や薬物療法の副作用なく達成可能な場合の目標とする。
2）対応する血糖値は、空腹時血糖値130㎎/dL未満、食後2時間血糖値180㎎/dL未満をおおよその目安とする。
3）低血糖などの副作用、その他理由で治療の強化が難しい場合の目標とする。

図表16　血糖コントロール目標値

出所：一般社団法人日本糖尿病学会「糖尿病診療ガイドライン2019」

患も考慮しながら血糖コントロール目標値を定めるようになります。

また、厳格な食事制限を行うことにより低栄養を起こしやすくなり、サルコペニアやフレイルなどの発症や悪化を引き起こす場合があるため、十分なエネルギー量とたんぱく質を摂取しながら運動療法により筋肉量を減らさないようにしていくことが大切です。

日本糖尿病学会では血糖コントロール目標値を図表16のように定めており、高齢者の場合も合併症予防のための血糖コントロール目標値は、ＨｂＡ１ｃ７・０％未満となっています。

○脂質異常症

脂質異常症は、体質（遺伝）や脂肪の多い食事、運動不足などにより血液中のコレステロールや中性脂肪濃度が高くなった状態です。以前は高脂血症と呼ばれていましたが、診断基準が総コレステロール値から動脈硬化性疾患により影響の大きいＬＤＬコレステロール（悪玉コレステロール）値へと変更されたため、脂質異常症となりました。

LDL コレステロール （悪玉コレステロール）	140 ㎎ /dL 以上	高 LDL コレステロール血症
	120～139 ㎎ /dL	境界域高 LDL コレステロール血症[2]
HDL コレステロール （善玉コレステロール）	40 ㎎ /dL 未満	低コレステロール血症
トリグリセライド （中性脂肪）	150 ㎎ /dL 以上	高トリグリセライド血症
Non-HDL コレステロール	170 ㎎ /dL 以上	高 Non-HDL コレステロール
	150～169 ㎎ /dL	境界域高 Non-HDL コレステロール[2]

注：1）10 時間以上の絶食を「空腹時」とする。ただし水やお茶などカロリーの少ない水分の摂取は可とする。
　　2）スクリーニングで境界域高 LDL-C 血症、境界域高 Non-HDL-C 血症を示した場合は、高リスク病態がないか検討し、治療の必要性を考慮する。

図表 17　脂質異常症診断基準（空腹時採血）[1]

出所：日本動脈硬化学会（編）「動脈硬化性疾患予防ガイドライン 2017 年版」日本動脈硬化学会、2017

《診断基準》

脂質異常症の診断基準は、高齢者も若年者も同じで、図表17のように定められています。脂質異常症は痛みなどの自覚症状がないため、放置してしまうことがありますが、放置してしまうと動脈硬化が起こりやすくなり、進行すると症状がないまま冠動脈疾患（心筋梗塞や狭心症）、脳卒中、閉塞性動脈硬化症を発症する危険性もあるので、適切な治療が必要です。

脂質異常症の治療は、食事療法と適切な運動などが基本となりますが、効果が見られない場合は薬物療法が行われます。脂質異常症の治療を行う場合は、高血圧、喫煙、糖尿病、慢性腎臓病、低HDLコレステロールなどがあると、より動脈硬化が起こりやすくなるため、包括的に管理を行う必要があります。脂質管理目標値は、冠動脈疾患の既往、性、年齢、五つの危険因子の該当個数によるリスクごとに脂質管理目標値が定められています（図表18）。

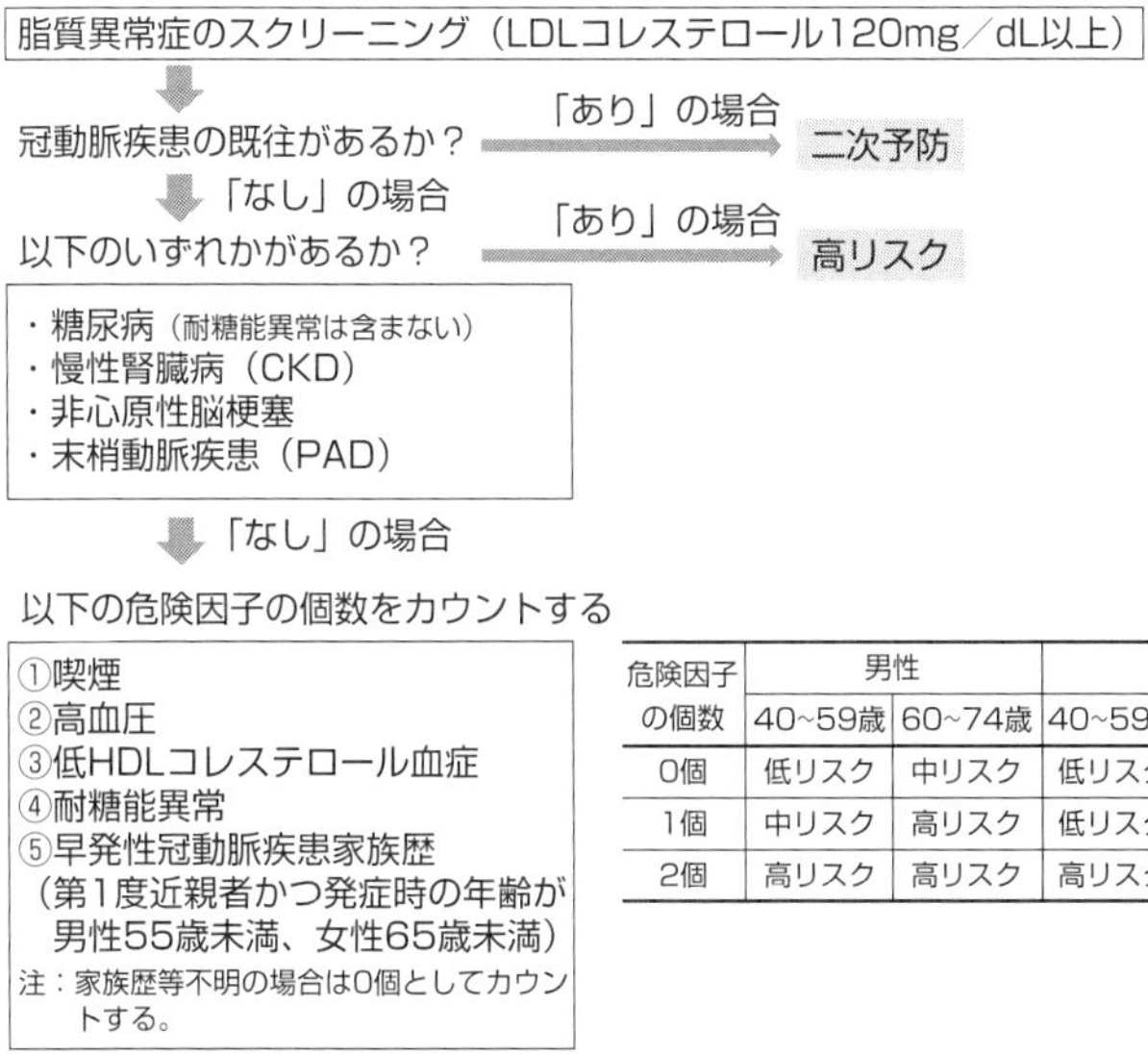

脂質異常症のスクリーニング（LDLコレステロール120mg／dL以上）

↓

冠動脈疾患の既往があるか？ →「あり」の場合→ **二次予防**

↓「なし」の場合

以下のいずれかがあるか？ →「あり」の場合→ **高リスク**

- 糖尿病（耐糖能異常は含まない）
- 慢性腎臓病（CKD）
- 非心原性脳梗塞
- 末梢動脈疾患（PAD）

↓「なし」の場合

以下の危険因子の個数をカウントする

①喫煙
②高血圧
③低HDLコレステロール血症
④耐糖能異常
⑤早発性冠動脈疾患家族歴
（第1度近親者かつ発症時の年齢が男性55歳未満、女性65歳未満）

注：家族歴等不明の場合は0個としてカウントする。

危険因子の個数	男性		女性	
	40~59歳	60~74歳	40~59歳	60~74歳
0個	低リスク	中リスク	低リスク	中リスク
1個	中リスク	高リスク	低リスク	中リスク
2個	高リスク	高リスク	高リスク	高リスク

治療方法の原則	管理区分	脂質管理目標値（mg/dl）			
		LDL-C	Non-HDL-C	TG	HDL-C
一次予防 まず生活習慣の改善を行った後、薬物療法の適用を考慮する	低リスク	＜ 160	＜ 190	＜ 150	≧ 40
	中リスク	＜ 140	＜ 170		
	高リスク	＜ 120	＜ 150		
二次予防 生活習慣の是正とともに薬物治療を考慮する	冠動脈疾患の既往	＜ 100 (＜ 70)*	＜ 130 (＜ 100)*		

注：＊家族性高コレステロール血症、急性冠症候群のときに考慮する。糖尿病でも他のリスク病態（非心原性脳梗塞、末梢動脈疾患、慢性腎臓病、メタボリックシンドローム、主要危険因子の重複、喫煙）を合併するときはこれに準ずる。

図表18（上）　冠動脈疾患予防からみたLDLコレステロール管理目標設定のためのフローチャート（危険因子を用いた簡易版）
（下）　リスク区分別脂質管理目標値

出所：日本動脈硬化学会（編）「動脈硬化性疾患予防ガイドライン2017年版」日本動脈硬化学会、2017　　部改変

しかし高齢者の場合、過度の食事制限は低栄養や筋力量の低下につながる場合が多いため、必ず体重の変化を確認し、運動療法とあわせて行う必要がありますので、主治医に相談しましょう。

○虚血性心疾患（冠動脈疾患）

全身に血液を送り出すポンプとして、生命維持に重要な役割を担っている心臓には、心臓の表面を走る太い血管（冠動脈）によって血液が供給されています。これが動脈硬化の進行により、血管の内側が狭くなって血液の供給が減少したり、途絶えることによる「心筋虚血」によって生じる狭心症や心筋梗塞をまとめて虚血性心疾患（冠動脈疾患）といいます。

狭心症は冠動脈が細くなったり詰まったりして、心臓への血液の供給が少なくなる病気です。しかし、まだ心臓の心筋の機能は完全に低下していません。一方、心筋梗塞は冠動脈が完全に詰まって心筋が死んでしまう（壊死）病気です。

日本人の死亡原因の第2位を占めている心疾患の約半数は、心筋梗塞や狭心症が占めているといわれています。さらに心筋梗塞の主な原因となる動脈硬化を進行させる危険因子には、前述した脂質異常症や高血圧、糖尿病などの生活習慣病が深く関係しています。

《心筋梗塞の症状》

- 激しい胸の痛みが30分以上続く

・肩や背中、首などにも痛みが放散する場合がある
・冷や汗や吐き気息苦しさを伴う場合がある
・安静または薬の使用で発作が改善しない

高齢者の場合は胸痛などの症状を感じにくい場合もあり、また、多少の痛みは我慢してしまう傾向があるため、発見が遅れるケースもあります。異変を感じたらすぐに救急車を呼ぶようにしましょう。心筋梗塞は早期発見、早期治療が救命や症状の悪化を避けるために大変重要になります。

心筋梗塞の治療法には、冠動脈内で詰まった血栓を血栓溶解薬（tPAなど）を静注して溶かす「薬物療法」や、風船（バルーン）が先についた細い管（カテーテル）を血管内に入れ、詰まった部分を風船で拡げたり、その後、再び閉塞するのを防ぐためにステントと呼ばれる筒状の金網を血管内に留置する「カテーテル治療法」、別の血管を使い詰まった血管を回避する道を作る「冠動脈バイパス術」などがあります。

○心不全

心不全とは、心筋症（心臓の筋肉自体の病気）、心筋梗塞、弁膜症（心臓の中にある血液の流れを正常に保つ弁が、狭くなったり閉まりにくくなる病気）、不整脈（脈が乱れる病気）など血液を全身に送り出すポンプ機能が低下し、全身に十分な血液を送り出せなくなるため、息切れやむくみが

起こる状態のことをいいます。

心不全には、急性心筋梗塞や過度なストレスにより急激に心臓の働きが悪くなる「急性心不全」と、心不全の状態が慢性的に続く「慢性心不全」があります。急性心不全は、激しい息苦しさで発症することが多く、適切に治療しなければ死に至ることもあります。薬物療法など適切な治療により症状が改善されても、塩分や水分の摂りすぎ、薬の飲み忘れなどが原因で再び心不全の症状が現れることもあります。このように状態の悪化や改善を繰り返しながら、だんだん症状が進行していくことが多く、心不全は完治することが困難な病気です。

また、心不全は高齢者に多く、心不全患者さんの約70％は75歳以上の高齢者であるといわれています。心不全患者さんは、息苦しさからあまり動かなくなり、身体の筋力が衰え、活動量の減少により心肺機能も低下するため、筋力もさらに低下し、フレイル状態になり、寝たきり状態に陥りやすくなります。

さらに、さまざまな疾患を抱えていることが多い高齢者は、他の薬との併用や飲み忘れ、塩分・水分の摂りすぎなどにより、入院治療が必要となることも多く、入院を繰り返すこともよくあります。しかし高齢者の入院は、全身状態を悪化させることが多く、寝たきりの状態にも陥りやすくなります。そのため、高齢者の心不全は注意が必要です。

心不全でよく見られる症状には、息切れや両足のむくみ、疲れやすいなどがあります。これらの症状は、「年のせい」、「体力が落ちただけ」と深刻に捉えず放置しておくことが多く、症状がひどくなってから気付くことが多いため、異常を感じたら早めにかかりつけ医に相談しましょう。

○脳血管疾患（脳卒中）

脳卒中とは、脳の血管が詰まったり破れたりして、脳が障害を受ける病気です。かつては三大死因（悪性新生物、心疾患、脳血管疾患）の一つとして恐れられていた疾患ですが、医学の進歩や救急体制の整備により、脳卒中が原因で死亡する人の数は少しずつ減少傾向にあります。しかし後遺症による、その後の日常生活への影響は大きく、介護が必要となった原因の上位に挙げられるのです。

脳卒中は、大きく三つ（脳梗塞・脳出血・くも膜下出血）に分類されます。突然脳の血管に血流障害が起こり、片方の手足や顔に麻痺やしびれ、呂律が回らなくなったり、激しい頭痛、意識障害などの症状が見られます。

脳卒中の中でも、脳へ血液を送る血管が詰まる脳梗塞が最も多く、脳卒中全体の４分の３（約76％）を占めており、次いで脳の中で細い血管が破れる脳出血が約20％、そして脳の動脈瘤が破裂して脳の表面に出血が拡がるくも膜下出血が４％程度となっています（図表19）。

脳卒中は、生活習慣病が原因で発症リスクが高まります。中でも高血圧が最大の危険因子といわれています。危険因子となる病気は治療し、生活習慣を見直し、健康な生活を心がけ、脳卒中の危険因子を減らしましょう。

脳卒中予防10か条（日本脳卒中協会ホームページより）

1. 手始めに 高血圧から 治しましょう
2. 糖尿病 放っておいたら 悔い残る
3. 不整脈 見つかり次第 すぐ受診
4. 予防には たばこを止める 意志を持て
5. アルコール 控えめは薬 過ぎれば毒
6. 高すぎる コレステロールも 見逃すな
7. お食事の 塩分・脂肪 控えめに
8. 体力に 合った運動 続けよう

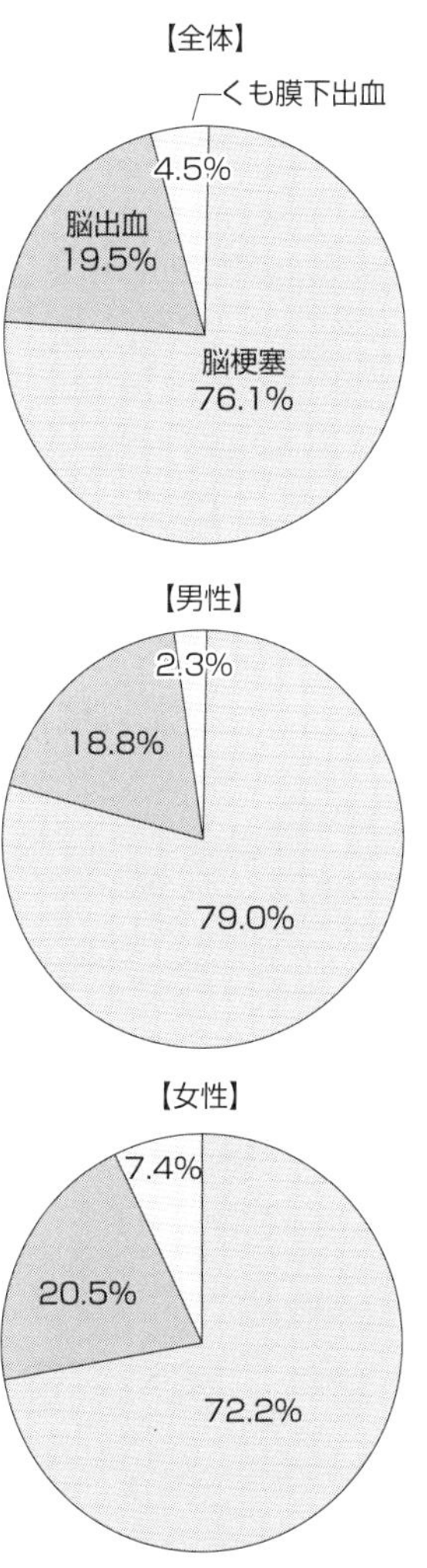

図表19　脳卒中病型別割合

出所：「脳卒中レジストリを用いた我が国の脳卒中診療実態の把握（日本脳卒中データバンク）」報告書 2019年

9. 万病の 引き金になる 太りすぎ
10. 脳卒中 起きたらすぐに 病院へ

○がん

がんは、体の細胞の一部が変異した異常細胞が進行性に増え、周囲に広がったり別の臓器に転移し、生命に重大な影響を与える病気で、悪性腫瘍ともいわれています。がんは、日本の死亡原因の第1位で、がんが原因で亡くなる人の数は、図表20のように年々増加しています。

日本人は、生涯で二人に一人はがんになるといわれています。がんを発症する人は、男女ともに50歳代から増加し、60歳代以降は男性が女性より大幅に多くなります。がんを発症しやすい体の部位を男女別に見ると、40歳以上の男性は胃、大腸、肝臓など消化器系のがんが多く、70歳以上は、前立腺がんと肺がんの割合が多く見られます。また女性は、40歳代では乳がん、子宮がん、卵巣がんと女性特有のがんが多くを占めていますが、高齢になるほど、胃、大腸、肝臓などの消化器系のがんと肺がんの割合が多くなっています。

また、がんにより亡くなった人に多かった体の部位は、男性では1位が肺がん、2位が胃がん、3位が大腸がんでした。女性は、1位が大腸がん、2位が肺がん、3位が膵臓がんとなっています。

しかし、がんは早期に発見し、治療を行えば、より高い確率で改善することができます。がん

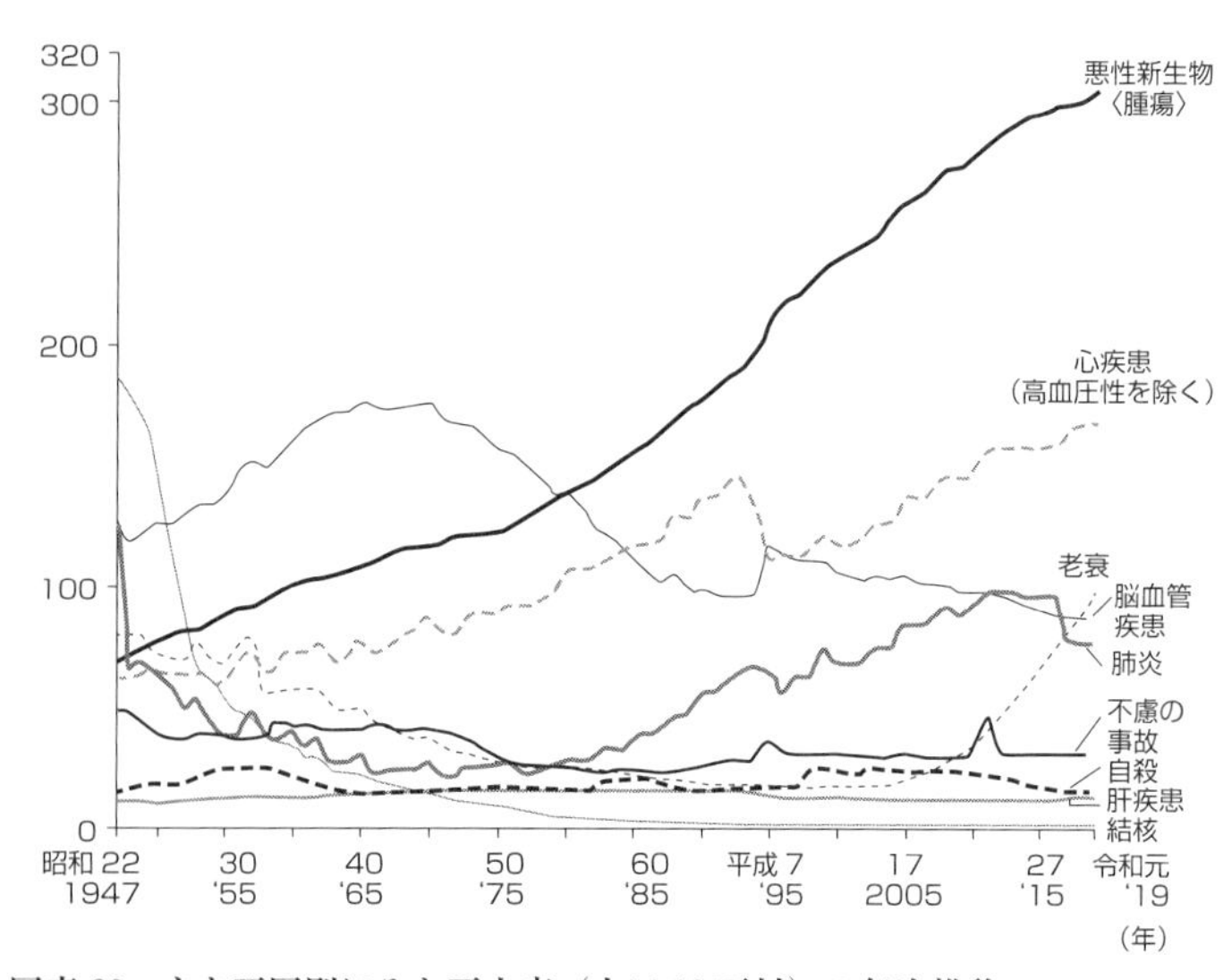

図表20　主な死因別にみた死亡率（人口10万対）の年次推移

出所：厚生労働省「令和元年（2019）人口動態統計月報年計（概数）の概況」

を早期に見つけるためには、初期のころは自覚症状もないことが多いので、定期的にがん検診を受けることが重要です。

日本のがん検診の受診率は、図表21に示すように増加傾向にはありますが、胃がんや肺がん、子宮がん、乳がん検診などほとんどの部位の受診率が50％に届いていないのが現状です。特に、若い女性に多い乳がんは、早期に発見し治療を行うことで約90％が治るとされていますが、先進国の乳がん検診受診率が60～80％に対し、日本の受診率は40％台となっており、諸外国に比べ受診率が低いことが分かります。

また、がんになりやすい要因を減らすことにより、がんに罹るリスクを減らすことも可能です。

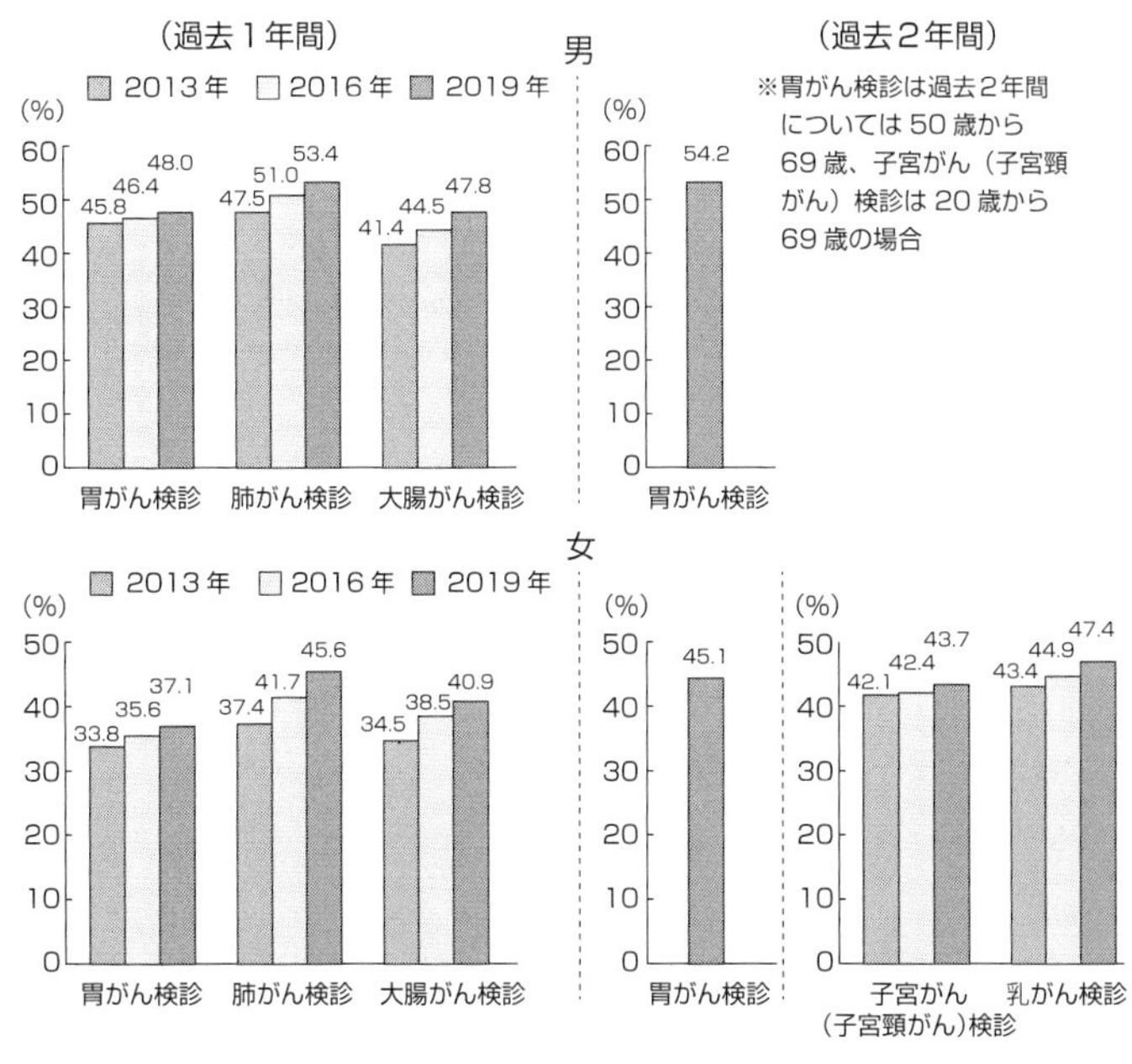

図表21　性別にみたがん検診を受診した40歳から69歳の割合

出所：厚生労働省「2019年国民生活基礎調査の概況」より

（がんになりやすい要因：（　）内は発症リスクが上昇する体の部位）

・喫煙：すべてのがん
・飲酒：肝臓がん、大腸がん、食道がん
・肥満：大腸がん、膵臓がん、乳がん（閉経後）、子宮がん、腎臓がん
・高塩分：胃がん
・ピロリ菌（胃がん）、肝炎ウイルス（肝臓がん）などへの感染など

がんの治療法には、主に手術治療、薬物療法（抗がん剤治療）、放射線治療の3種類があります。手術治療や

薬物療法だけ行う場合もあれば、二つ以上の治療法を組み合わせて行う場合もあります。治療法の選択は、がんの種類や進行度合い、治療法による効果や副作用などを主治医とよく相談しながら決めていきます。

特に高齢者の場合は、すでにさまざまな疾患を複数有している、多種類の薬を服用している、老化により生理的機能が低下している、認知機能に低下が見られる、経済的制限があるなど、さまざまな背景を伴うことが多く、個人差が大きいと言えます。高齢者でも、治療が可能な状態であれば、一般成人と同様の治療を受けることができ、治療効果を望むことができますが、治療による副作用や合併症の可能性が高くなります。

そのため、高齢者の場合、治療により十分な成果が得られなかった場合、かえって余命が短くなったり、副作用や合併症により生活の質（ＱＯＬ）が低下してしまうことがあります。また入院中の療養生活の中でも、ベッドで寝たままの状態でいることにより肺炎の発症や、急激な体力や筋力の衰えが見られます。予後の延長（延命）はもちろん重要ですが、高齢者の場合は、ＱＯＬの維持や向上を目的とする治療方法の選択も考えなければなりません。

○認知症

【認知症の基礎知識】

認知症とは、何らかの脳の障害によって起こる症状や状態のことを示します。誰でも老化に伴

記憶障害	加齢によるもの	認知症疾患によるもの
特徴	行為や出来事の一部を忘れる、いわゆるど忘れ	行為そのものを忘れる
再認	ヒントにより思い出すことが多い	ヒントによっても思い出すことは少ない
程度	社会生活に支障はない	社会生活に支障がある
頻度	最近１～２年間で変化がない	最近１～２年間で増えている
広がり	他の症状は目立たない	見当識障害、判断力障害、実行機能障害、失算、失書など、他の症状もみられる

図表22　加齢に基づく記憶障害との鑑別

出所：日本老年医学会「改訂版健康長寿診療ハンドブック」より

い、もの覚えが悪くなったりすることはありますが、これは脳の老化によるものです。認知症が進行すると、徐々に理解力や判断力がなくなって、社会生活、日常生活に支障をきたしてくるようになります（図表22）。

記憶障害について分かりやすく説明すると、人は脳の中に、多くの情報の中から関心のあるものを一時的に捕らえておく器官（海馬）と、重要な情報を長期に保存する「記憶の壺」のような器官があります（図表23）。この「記憶の壺」にいったん情報が入れば、必要なときに必要な情報を取り出すことができます。しかし、年を取ると一時的に情報を捕らえておく器官も衰えるため、一度にたくさんの情報を捕らえておくことが難しくなり、さらに「記憶の壺」へ記憶を移したり、引き出したりすることに手間取ることが多くなります。そのため、高齢になるともの覚えが悪くなったり、もの忘れが多くなります。これが加齢によるもの忘れです。

ところが、認知症は病気のため記憶を壺に納めることができなくなるため、新しいことを記憶できなくなります。そのため、つい先ほど聞いたことすら思い出すことができなくなります。さらに認知症が進行すると、覚えていたはずの記憶も失われてしまいます。

認知症の多くを占めるのが、アルツハイマー型認知症（アルツハイマー病）です。次いで脳血管性認知症、レビー小体型認知症、前頭側頭型認知症があります（図表24）。

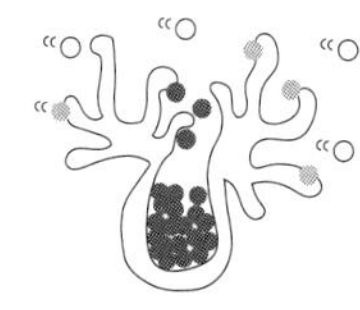

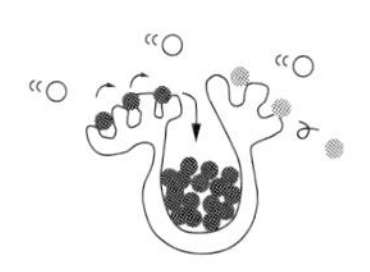

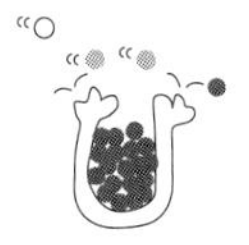

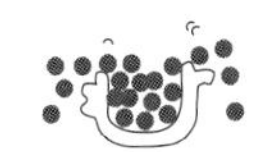

図表 23　認知症における記憶障害

出所：厚生労働省　政策レポート「認知症を理解する」記憶障害

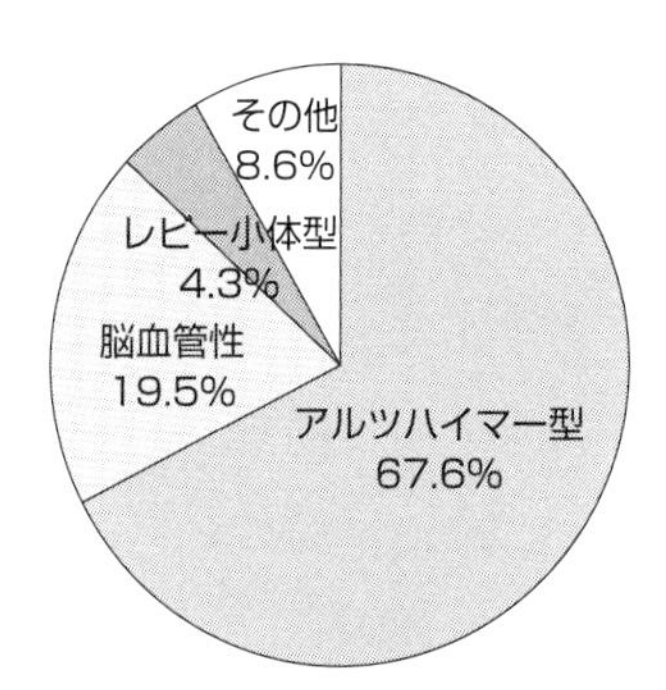

図表 24　認知症の種類別割合

出所：厚生労働科学研究費補助金認知症対策総合研究事業「都市部における認知症有病率と認知症の生活機能障害への対応」平成 23 年度～平成 24 年度総合研究報告

・アルツハイマー型認知症（アルツハイマー病）

脳の神経細胞が減少し、脳の萎縮により起こります。もの忘れから気付くことが多く、最近のできごとを記憶できない、思い出せない、時間や場所が分からなくなるなどの症状が現れます。また、物盗られ妄想や徘徊などの症状が現れることもあります。

・脳血管性認知症

脳梗塞や脳出血などが原因で起こります。もの忘れや、時間や場所、人物の認識がうまくできなくなる見当識障害や物事を計画立てて順にこなすことが困難になる実行機能障害が現れるなどの症状があります。また、意欲や自発性がなくなったり、感情の起伏が激しくなり、些細なきっかけで泣いたり興奮することもあります。

・レビー小体型認知症

脳の神経細胞の中に「レビー小体」と呼ばれる異常なたんぱく質が現れ、脳の大脳に広く現れることにより起こります。

時間帯や日によって、注意力や、物事を理解したり判断できる状態とできない状態が極端に入

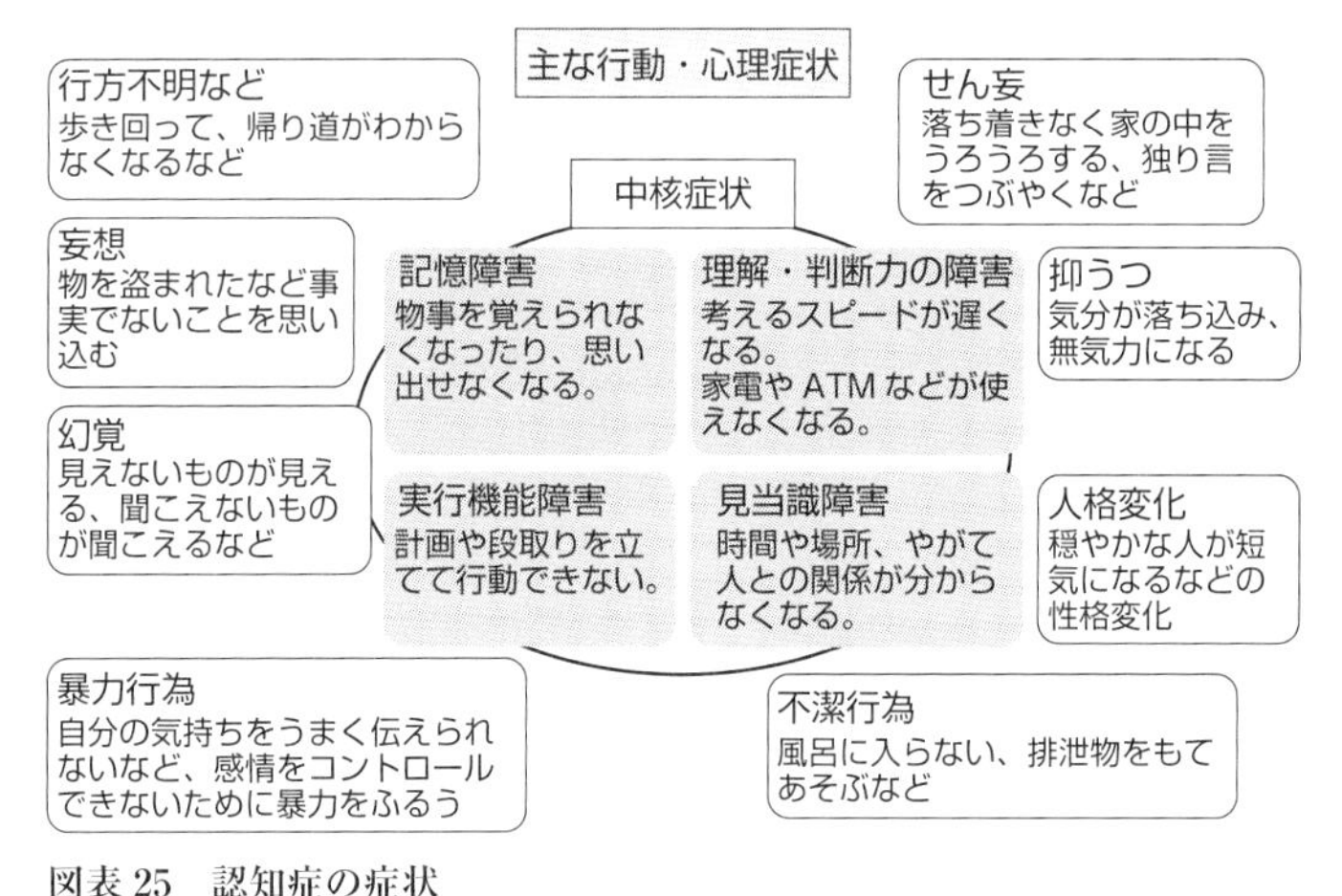

図表25　認知症の症状

出所：2019年6月20日　第78回介護保険部会資料より

れ替わるような認知機能障害が見られたり、実際には見えないものが本人にはありありと見える幻視などの症状があります。さらに、筋肉のこわばり、手の震え、小股で歩くなどのパーキンソン病に見られる症状が現れる場合もあります。

・前頭側頭型認知症

脳の一部分の前頭葉や側頭葉の萎縮により起こります。

他人に配慮することができなくなったり、同じ行動を繰り返すなどの性格変化や行動異常などを起こすことが多く、万引きや交通ルールを守らないなど社会的なルールが守れないなどの症状が現れます。

認知症の症状には、図表25のように、脳の細胞が壊れることにより起こる「記憶障害」、現在の年月や時刻、自分がどこにいるかなど基本的な状況が分からなくなる「見当識障害」、「理解・判断力の障害」、計画や段取りを立て行動できなくなる「実行機能の障害」などの中核症状と、中核症状のため周囲で起こっている現実を正しく認識できなくなる行動・心理症状があります。本人がもともと持っている性格や環境、人間関係など、さまざまな要因がからみ合い、うつ状態や妄想のような精神症状や、日常生活への適応を困難にするような行動上の問題が起こる場合もあります。最近のできごとを思い出せなくなるだけでなく、日付や季節、自分のいる場所などが分からなくなることがあります。また、物事を考えたり、判断することも困難になり、自ら計画を立てたり、段取りよく物事を進めることもできなくなります。

【認知症の予防】

令和元年6月に、国(認知症施策推進関係閣僚会議)が公表した「認知症施策推進大綱」によると、「認知症予防には、認知症の発症遅延や発症リスク低減(一次予防)、早期発見・早期対応(二次予防)、重症化予防、機能維持、行動・心理症状の予防・対応(三次予防)があり、本大綱における『予防』とは、『認知症にならない』という意味ではなく、『認知症になるのを遅らせる』『認知症になっても進行を緩やかにする』という意味である。」と記されています。

２０１８年には認知症患者の数は５００万人を超え、65歳以上高齢者の約7人に一人が認知症であると見込まれています。加齢に伴い、認知症患者数は急激に増加し、誰もが認知症になる可能性が高く、身近なものとなっています。しかし、認知症は要介護状態となる要因として挙げられており、早い段階から予防策を取って発症時期を遅らせるなどの工夫をしておくと良いでしょう。

《一次予防》

認知症の発症リスクを抑える抑制因子（食事・運動・知的活動・社会的交流）を生活の中に積極的に取り入れることが有効です。日頃から青魚（サンマ、イワシ、サバなど）や大豆製品（納豆など）、緑黄色野菜を食事に取り入れ、ウォーキング等の有酸素運動を行い、趣味を持ち、料理を行い、社会の中でかかわりを持つようにしましょう。

《二次予防》

「認知症の一歩手前」の状態で「軽度認知障害（ＭＣＩ）」という段階があります。認知症に見られるもの忘れのような記憶障害はあるものの症状は軽く、認知症ではないので自立生活可能で、認知症予防が可能な段階であり、ＭＣＩのうちに早期対策を行うことで認知症の発症を遅らせられる可能性があります。

ＭＣＩの具体的症状としては、次のようなものが挙げられます。

- 少し前のことをよく忘れる（指摘されると思い出す）
- 感情の変化（穏やかな人が最近特に怒りっぽくなる）
- TPOに合わせることが苦手になる
- 同じものを何度も買う
- 整理整頓が難しくなる　など

家族で、おかしいな？　と思ったら、医師による早期介入が認知症予防につながります。まずはかかりつけ医に相談しましょう。ただし、本人の自尊心を傷つけないようにできる限りの配慮をすることが大切です。

《認知症を疑ったら》

「もしかしたら認知症かも」と思ったときに、簡単に自宅で認知症をチェックできる図表26、27に示すような長谷川式簡易知能評価スケールやMMSE（ミニメンタルステート検査）という算数や筆記、身近にある物の名前を言う、図形の模写などを行いその正解率を点数化して認知機能を評価する方法などがあります。また、各自治体のホームページで自分で簡単にチェックできるチェックシートなどもありますので、ぜひ活用してみましょう。

<table>
<tr><th></th><th colspan="3">質問内容</th><th>配点</th></tr>
<tr><td>1</td><td colspan="3">お歳はいくつですか？（2 年までの誤差は正解）</td><td>0　1</td></tr>
<tr><td>2</td><td colspan="2">今日は何年の何月何日ですか？　何曜日ですか？
（年月日、曜日が正解でそれぞれ 1 点ずつ）</td><td>年
月
日
曜日</td><td>0　1
0　1
0　1
0　1</td></tr>
<tr><td>3</td><td colspan="3">私たちが今いるところはどこですか？
（自発的に出れば 2 点、5 秒おいて家ですか？病院ですか？施設ですか？の中から正しい選択をすれば 1 点）</td><td>0　1　2</td></tr>
<tr><td>4</td><td colspan="3">これから言う 3 つの言葉を言ってみてください。
あとでまた聞きますのでよく覚えておいてください。
（以下のいずれか 1 つで、採用した系列に○印をつけておく）
1：a）桜　b）猫　c）電車　　2：a）梅　b）犬　c）自動車</td><td>0　1
0　1
0　1</td></tr>
<tr><td>5</td><td colspan="2">100 から 7 を順番に引いてください。
（100 − 7 は？それからまた 7 を引くと？と質問する。最初の答えが不正解の場合、打ち切る）</td><td>(93)
(86)</td><td>0　1
0　1</td></tr>
<tr><td>6</td><td colspan="2">私がこれから言う数字を逆から言ってください。
（6 ― 8 ― 2、3 ― 5 ― 2 ― 9）
（3 桁逆唱に失敗したら打ち切る）</td><td>286
9253</td><td>0　1
0　1</td></tr>
<tr><td>7</td><td colspan="3">先ほど覚えてもらった言葉をもう一度言ってみてください。
（自発的に解答があれば各 2 点、もし解答がない場合、以下のヒントを与え正解であれば 1 点）
a）植物　　b）動物　　c）乗り物</td><td>a：0　1　2
b：0　1　2
c：0　1　2</td></tr>
<tr><td>8</td><td colspan="3">これから 5 つの物を見せます。それを隠しますので何があったか言ってください。
（時計、鍵、タバコ、ペン、硬貨など必ず相互に無関係なもの）</td><td>0　1　2
3　4　5</td></tr>
<tr><td>9</td><td>知っている野菜の名前をできるだけ言ってください。
（答えた野菜の名前を右欄に記入する。途中でつまり、約 10 秒待ってもでない場合にはそこで打ち切る）

5 個までは 0 点、6 個＝ 1 点、7 個＝ 2 点、
8 個＝ 3 点、9 個＝ 4 点、10 個＝ 5 点</td><td>

</td><td>

</td><td>0　1　2

3　4　5</td></tr>
</table>

満点：30 点　　　　合計得点 |

カットオフポイント：20 ／ 21（20 以下は認知症の疑いあり）

図表 26　長谷川式簡易知能評価スケール（改訂）HDS-R

	質　問	得　点
1(5点)	今年は何年ですか？ 今の季節は何ですか？ 今日は何曜日ですか？ 今日は何月何日ですか？	年　0　1 季節　0　1 曜日　0　1 月　0　1 日　0　1
2(5点)	この病院の名前は何ですか？ ここは何県ですか？ ここは何市ですか？ ここは何階ですか？ ここは何地方ですか？	病院　0　1 県　0　1 市　0　1 階　0　1 地方　0　1
3(3点)	物品名3個（桜、猫、電車） ※1秒間に1個ずつ言う。その後、被験者に繰り返させる。正答1個につき1点を与える。 3個全て言うまで繰り返す（6回まで）。	0　1　2　3
4(5点)	100から順に7を引く（5回まで）。	93　0　1 86　0　1 79　0　1 72　0　1 65　0　1
5(3点)	設問3で提示した物品名を再度復唱させる。	0　1　2　3
6(2点)	（時計を見せながら）これは何ですか？ （鉛筆を見せながら）これは何ですか？	0　1　0　1
7(1点)	次の文章を繰り返す。 「みんなで、力を合わせて綱を引きます」	0　1
8(3点)	（3段階の命令） 「右手にこの紙を持ってください」 「それを半分に折りたたんでください」 「それを私に渡してください」	0　1 0　1 0　1
9(1点)	（次の文章を読んで、その指示に従ってください） 「右手をあげなさい」	0　1
10(1点)	（何か文章を書いてください）	0　1
11(1点)	（次の図形を書いてください）	0　1
合計		／30

図表27　MMSE（ミニメンタルステート検査）

薬品名	アリセプト	レミニール	リバスタッチ　イクセロン	メマリー
一般名	ドネペジル塩酸塩	ガランタミン臭化水素酸塩	リバスチグミン	メマンチン塩酸塩
発売年月	1999年11月	2011年3月	2011年7月	2011年6月
後発品発売日	2011年11月	2020年6月	—	2020年6月
効能・効果	アルツハイマー型認知症及びレビー小体型認知症における認知症症状の進行抑制	軽度及び中等度のアルツハイマー型認知症における認知症状の進行抑制	軽度及び中等度のアルツハイマー型認知症における認知症症状の進行抑制	中等度及び高度アルツハイマー型認知症における認知症症状の進行抑制
副作用	下痢、吐き気、怒りっぽくなる	吐き気、嘔吐、下痢	吐き気（弱い）、かぶれ、痒み	めまい、頭痛、便秘
剤型	錠剤 口腔内崩壊錠 細粒 内服ゼリー ドライシロップ	錠剤 口腔内崩壊錠 内服液	貼付剤	錠剤 口腔内崩壊錠 ドライシロップ

図表28　アルツハイマー型認知症治療薬の比較

出所：各社添付文書より

《三次予防――認知症の治療・ケア》

現在、使用されている4種類の認知症治療薬（図表28）は、認知症状を遅らせたり抑えるためのものであり、根本的な治療薬はありません。なお、薬を使わずに、脳を活性化して、残っている認知機能や生活能力を高める非薬物療法があります。回想法、音楽療法、芸術療法、園芸療法、認知リハビリテーション、リアリティ・オリエンテーションなど、運動や作業・活動を介することで、認知症の方が持っている能力を引き出し、その能力を最大限に活かした治療が行えます。認知症の方は昔好きだったこと、興味のあること、得意だったことは楽しく取り組めるので継続して行えます。こうしたことを継続していくことによって持続性も向上し、昼間の覚醒時間も確保できます。またこれらの活動を通して認知症の方の自信や肯定的な感情が得られ、不穏や問題行動も落ち着くなどのよい効果をもたらすことが期待できます。

参考文献

（1）厚生労働省　令和元年（2019）人口動態統計の年間推計結果、2020
（2）内閣府　令和2年版高齢社会白書、2020
（3）経済産業省　第10回次世代ヘルスケア産業協議会新事業創出WG資料～人生100年時代に対応した「明るい社会保障改革」の方向性～、2018
（4）厚生労働省　令和元年簡易生命表の概況、2020
（5）厚生労働省　第22回生命表（完全生命表）の概況、2017
（6）厚生労働省　令和元年（2019）人口動態統計（確定数）の概況、2020
（7）総務省統計局　世界の統計2020
（8）武久洋三「慢性期医療のこれまでとこれから」、日本慢性期医療協会誌JMC130・28（4）：22―35、2020
（9）一般社団法人日本呼吸器学会「成人肺炎診療ガイドライン2017」、2017
（10）武久洋三　炉辺閑話2018「誤嚥性肺炎は治る」、日本医事新報4889：79、2018
（11）厚生労働省　令和2年版厚生労働白書、2020
（12）厚生労働省　2019年国民生活基礎調査の概況、2020
（13）一般社団法人日本老年医学会　フレイルに関する日本老年医学会からのステートメント、2014
（14）荒井秀典編集主幹　フレイル診療ガイド2018年版、ライフ・サイエンス、2018
（15）厚生労働省　高齢者の特性を踏まえた保健事業ガイドライン第2版、2019
（16）厚生労働省　平成30年国民健康・栄養調査結果の概要、2020

(17)武久洋三他「血管内脱水に対する間歇的補液療法の効果　経消化管補液の単独および併用療法について」日本老年医学会雑誌49（1）：107―113、2012
(18)武久洋三　あなたのリハビリは間違っていませんか、メディス、2016
(19)一般社団法人日本糖尿病学会　糖尿病治療ガイド2018―2019、文光堂、2018
(20)日本脳卒中データバンク「脳卒中レジストリを用いた我が国の脳卒中診療実態の把握報告書」2019
(21)一般社団法人日本脳卒中学会　脳卒中治療ガイドライン2015［追補2019］、2019
(22)公益社団法人日本脳卒中協会ホームページ　脳卒中予防十か条、閲覧日2020・11・20、http://www.jsa-web.org/citizen/85.html
(23)国立研究開発法人国立がん研究センターがん情報サービス　最新がん統計（更新・確認日：2020・7・6）、閲覧日2020・11・20、https://ganjoho.jp/reg_stat/statistics/stat/summary.html
(24)厚生労働省　2019年国民生活基礎調査の概況、2020
(25)国立研究開発法人国立がん研究センター社会と健康研究センター 予防研究グループ　がん予防法の提示2017年8月1日改訂版　日本人のためのがん予防法、閲覧日2020・11・20、https://epi.ncc.go.jp/can_prev/93/7957.html
(26)厚生労働省　政策レポート　認知症を理解する、閲覧日2020・11・20、https://www.mhlw.go.jp/seisaku/19.html
(27)厚生労働省「認知症施策推進大綱」、2019
(28)一般社団法人日本慢性期医療協会編集　総合診療医テキスト第2巻　慢性期医療における疾患の管理、中央法規出版、2016

第2章　医療介護提供体制は大きく変わる

「急性期」と「慢性期」

私たちの住む地域には、さまざまな医療機関が存在しています。医療機関は大きく分けて「診療所」と「病院」に分けられます。診療所は、病床数が19床以下の有床診療所と病床を持たない無床診療所があります。そして病院は、複数の診療科と20床以上の病床を持つ医療機関です。病院病床は、一般病床、療養病床、精神病床、感染症病床、結核病床の五つに分類されます。さらにそれぞれの病棟や病室の持つ特有の機能や特定の疾患などに対して、診療報酬における機能に応じて細かく分類されています。

【病床の種類】

○一般病床

精神病床、感染症病床、結核病床、療養病床以外の病床

○療養病床

精神病床、感染症病床、結核病床以外の病床であって、主として長期に渡り療養を必要とする患者さんを入院させるための病床

○精神病床

精神疾患を有する人が入院するための病床

○感染症病床

「感染症の予防及び感染症の患者さんに対する医療に関する法律」（平成10年法律第114号）に規定する一類感染症、二類感染症（結核を除く）、新型インフルエンザ等感染症及び指定感染症並びに新感染症の患者さんを入院させるための病床

○結核病床

結核の患者さんを入院させるための病床

病院は病期に応じて「急性期病院」と「慢性期病院」の二つに分かれます。急性期病院とは、がん・脳卒中・心臓病・肺炎などの病気やケガの治療を行う病院で、救急搬送された患者さんを

受け入れ、急性期治療を行い、精密検査や手術等を受け持つ一般病院です。一方、急性期治療を終えて、リハビリテーションなど一定期間の治療が必要な人のための病院が「慢性期病院」です。では、「急性期」と「慢性期」とは、具体的にどういう状態のことを示すのでしょうか。

皆さんご存知の通り、「急性期」の反意語は「慢性期」です。そして、我が国における「急性期」の実質的定義や状態、そして概念というものが、今の今まで世界の常識から大きく外れていたのです。なぜなら厚労省は「一般病床」というまさに普通の「一般」という言葉を冠に載せた病床を、あえて「急性期病床」だと主張していたのです。

普通に考えたら、急性期と慢性期では明らかに急性期の方が病期は短く、慢性期の方がリハビリテーションや治療に時間を要するため、多くの病床数が必要なはずなのに、急性期状態の患者さんのための一般病床数が慢性期状態の患者さんのための療養病床数の3倍もあるのです。厚労省の当時の担当者がこの事実に何の違和感も感じていなかったのであれば、驚くべき鈍感さです。これは彼らの中で、急性期こそが「医療」であり、慢性期医療なんて余分なもの、どうでもよい医療であるという認識が強く根付いていたのでしょう。

「一般病床＝急性期」ではない

２００１年３月に施行された第４次医療法改正において、それまで分類されていた結核病床・精神病床・伝染（現在の感染症）病床以外の「その他の病床」が廃止されて、２００３年８月31

日までに一般病床と療養病床に分けられました。その際、一般病床・療養病床ともに病室の一人当たりの床面積を6・4㎡以上とする基準が定められましたが、既存の一般病床のみ引き続き4・3㎡の古い、狭い基準を認める経過措置が設けられました。

これによって、すでに入院患者さんの療養環境改善のための増改築等ができていた病院は、病床面積も広くなり、療養病床として届出することができましたが、増改築などせず、古いままで、病床面積が4・3㎡／人と狭く、1部屋に6～8人の入院患者さんが狭苦しく入院していた病院では、入院患者さんの実態は慢性期状態の高齢患者さんが多かったにもかかわらず、基準を満たすことができず「一般病床」としてしか届け出することができませんでした。

そこで、これらの「一般病床」に入院している実質慢性期患者さんをどうすべきか、当時の厚労省の関係者たちは頭を抱えたことでしょう。しかし彼らが出した結論は、一人当たり6・4㎡以上の面積基準を満たさない病室を持つ一般病床に入院している実質慢性期状態の患者さんを、慢性期患者さんではないように取り計らおうとしたのではないかと私は推測しています。なぜなら、特定除外制度と呼ばれる制度によって一般病床に90日以上の長期間入院しても特定除外項目に該当すれば、何年入院しても出来高算定でき、平均在院日数の計算対象外とされたからです。

だから100床の一般病床で、100人の入院患者さんのうち90人が特定除外項目に該当する患者さんであれば、残りの10人の患者さんの平均在院日数が18日以内であれば、一般病床すなわち急性期病床として大手を振って、短期間入院する急性期患者さんと同じように長期間入院している実質慢性期患者さんまで7対1一般病床（患者さん1・4人に対し、看護職員1人配置）や10対1一般病床（患者さん2人に対し、看護職員1人配置）などの高い入院料を請求できていたのです。

しかも厚労省は医師と看護師の配置が多いという理由から、一般病床が急性期病床であると主張し始めました。現実には実質慢性期高齢患者さんがほとんどを占める一般病床がたくさん存在していたのにもかかわらず、です。以上のことから、一般病床は必ずしも急性期病床でないということは明らかであるにもかかわらず、これらの病院は「うちは急性期病床だ」と主張したほうが患者さんが集まりやすいからということで、高い費用をかけて病棟をリニューアルし、広い療養環境を完備した病院に対して図々しくも優越感を呈示して、「うちの病院はお宅とは違うのだ」と言わんばかりの態度で楽々と高額な入院料収入を得ていたのです。

このようなカラクリもあり、実質急性期状態であるとは言いがたい、慢性期患者さんが多く入院している病床を含む一般病床が療養病床の3倍も存在しているのです。こんな国は世界でも日本くらいです。そしてこのような状況であったのは、国が「急性期」の定義を明確に示さぬままに言葉だけが独り歩きしていたからです。2007年に厚労省の会議において示された急性期医療の定義とは「病状が不安定な状態からある程度安定した状態になるまで」とされていますが、実に曖昧であり、これでは広義に解釈して自院に都合よく利用するのも致し方ないのかもしれません。

しかし私はこの特定除外制度に対して、これはおかしい、どう考えても不合理だと訴え続けてきました。その結果、2012年には13対1や15対1一般病床で、2014年には7対1や10対1一般病床で特定除外制度が廃止され、一般病床に長期入院している患者さんは療養病床と同様の診療報酬体系で算定するようになりました。しかし一般病床に長期に渡り入院している患者さんの数が一向に減っていないように思われます。

なぜならこれらの患者さんを退院させてしまうと、一般病床が空床だらけになるからです。しかし、こうした医療費の無駄遣いをなくしていけば、日本の医療費は半減できるのです。詳しくは拙著『こうすれば日本の医療費を半減できる』で述べさせていただいておりますので、よろしければご覧ください。

「慢性期」を担う病床の変遷

さて、これまで言われてきた「慢性期」を担う療養病床について少し振り返ってみたいと思います。2001年に療養病床が創設されるまでに、「その他の病床」の中で、一部の病床について、1983年に特例許可老人病院、1990年に介護力強化病院、1993年に療養型病床群、2000年に介護療養型医療施設などと目まぐるしくその名称を転換しながらも、医療より介護力の方を優先し、病床といえないような病床として世間一般に認識されてきました。それは厚労省の担当者も同じで、彼らの中で療養病床は療養するところで、昔の結核療養所のようなイメージで、昔の悪徳老人病院のイメージが残っていたのでしょう。

思い起こせば、1969年に東京都の美濃部亮吉知事が老人医療費無料化を提唱し、その後1970年代に入って、国の制度として70歳以上の老人医療費が無料化されたこともあり、介護施設代わりの病院利用が促進され、老人医療費が増大しました。その当時の高齢化率は約7%でしたが、1950年代後半からの高度経済成長により、労働力不足と機械化に伴う単純労働の増大から女性の就業率が伸び、核家族が増加していきました。また当時は特別養護老人ホームも少なく、老人医療費の無料化により高齢者は費用の心配なく医療を受けられるようになったことで、そこに目をつけた目ざとい医師が、療養環境の悪い狭い汚い病院に高齢者を押し込んだのです。

その当時は医療サービスを提供すればするほど病院収入が増える出来高払い方式の診療報酬制度であったため、必要以上の投薬や点滴・検査などが行われ、医療の必要性が低いにもかかわらず、介護・福祉施設の不足や家庭の事情などを理由として長期入院させる「社会的入院」による寝たきり患者さんが増えていきました。

また、そのころは高齢者に対するリハビリテーションを行うという発想はあまりなく、まさに全国の老人病院では儲け中心のとんでもない医療が行われていたのです。そして1982年に三郷中央病院事件をはじめ、全国で数多くのとんでもない老人病院の実態がさらけ出されたのです。

つまり療養病床には当時の悪徳老人病院のイメージが残っていたため、病床面積は狭くても医師や看護師を多く配置している病床を一般病床として、そこで入院している患者さんの状態が急性期であろうと慢性期であろうと関係なく抱合してしまい、慢性期患者さんを中心とした療養病床を矮小化したのです。その結果、療養病床の3倍もの数の病床が一般病床となり、さらに厚労省が一般病床が急性期病床だと喧騒したものだから、医療界のみならず、世間全般も一般病床が急性期病床であるということが常識としてまかり通ってきたのです。

しかし、2006年7月に療養病床に導入された医療区分制度（81頁参照）によって、療養病床は大きく変化を遂げました。医療区分が導入されるまでは、療養病床の診療報酬体系は医療ニーズの低い軽症患者さんも医療ニーズの高い重症患者さんも同じ入院料であったため、急性期病院に対して患者さんを紹介してもらうに当たり、「重症の方でなく、軽症患者さんを紹介してください」と言っていました。しかし、医療区分が導入されると、重症患者さんに対して手厚い報酬が付き、逆に医療ニーズの低い軽症患者さんに対する報酬は引き下げられました。

そして2010年には医療区分2、3の入院患者さんが80％以上を占める療養病棟入院基本料1（20対1）と医療区分2、3の患者割合の縛りが全くない、療養病棟入院基本料2（25対1）の二つに分けられました。すると、医療区分2、3の患者さんを選んで多く入院させたり、入院患者さんの医療区分を1から2、または2から3へ上げるためにモニターを大量に購入して装着させることにより、医療区分3と判定している等との流言も流布される状況もありました。

しかしながら、医療区分2、3が80％という基準によって必然的に重症患者さんを多く受け入れ、現場の負担もかなりのものとなり、病院運営は厳しい状況となりました。そして、医療区分2、3患者割合の縛りがない療養病棟入院基本料2を算定する病院が多くなってきたのです。

療養病棟入院基本料2を算定する病院は、一般病床と療養病床の両方の病床を持つ病院が多く見られました。なぜなら一般病床と療養病床の二つの病棟間で患者さんのキャッチボール、即ち療養病床で医療ニーズが高い状態に陥れば、自院の一般病床に移動させて出来高払いで高い入院料を算定し、入院が長期化し平均在院日数の縛りに引っ掛かりそうになれば、もとの療養病棟入院基本料2に戻すという、高い入院料を算定するためのベッドコントロールが行われ、容認されていたのです。

しかも重症患者さんを受け入れ、治療を行うことが求められる療養病棟入院基本料1と、療養病棟入院基本料2の入院料の差が当時は僅か1日一人約630円であったため、当時は厚労省も一般病床と療養病床の患者さんのキャッチボールを容認していたのです。国としてはどんどん増える高齢者対策として受け入れる場所を急増できないので、病院の空いた病床を利用しようとしたのでしょう。ある意味、時代に合わせた政策だったのかもしれません。

それでも療養病棟入院基本料1の病床として、急性期治療後の重症患者さんの治療を受け持ち、あえてその重責を担おうとした志の高い病院は増えていきました。そして世間からも厚労省の一部の方々からも少しずつ評価され、療養病床を多く持つ慢性期病院同士でも、療養病棟入院基本料2と1では確実に異なる性質を持つことが地域の中でも認識されてきたのです。こうして「治療」という言葉は「急性期」病院のみに存在していて、「慢性期」病院には「治療」の概念はない、かの如きイメージは、少なくとも療養病棟入院基本料1の病床では払拭されてきました。

「治療しない病院」は地域で生き残れない

病院とは、「急性期」であろうと「慢性期」であろうと、治療して「在宅」に帰すところです。軽症患者さんだけを受け入れて、ただ入院させて大した治療もせずにいる収容所型の慢性期病院は生き残っていくことはできません。医療区分の縛りのない療養病棟入院基本料2は、2016年度診療報酬改定において医療区分2、3患者割合50％以上の縛りが設けられ、2018年度改定において20対1看護職員配置を要件とした療養病棟入院料に一本化され、医療区分2、3患者割合に応じた2段階の評価となりました。

そして、介護保険適用の病床である介護療養型医療施設は、2023年度末での廃止が決まり、療養病床と介護療養型医療施設の転換先として、新たに介護医療院が新設されました。つまり、医療ニーズの低い軽症患者さんを多く受け入れ、適切な治療により軽快する可能性のある患者さんに大した治療もせずに利益を追求して、結果として多くの死亡退院患者を出しているような収容所型の慢性期病院は、病院として認められなくなったのです。

今では一般病床＝急性期、療養病床＝慢性期という図式は崩れ去っています。つまり、「急性期」とは数日の期間で、脳梗塞などを急性発症した患者さんの治療を行い、がん治療や手術等の特殊な急性期治療を行うものであり、これらの狭義の「急性期」医療以外はすべて「慢性期」の範疇にあると言っても過言ではありません。

【コラム】療養病床と医療区分制度

療養病床では、医療の必要性によって3段階に分類した「医療区分」と日常生活に必要な基本的動作の自立度を3段階に分類した「ADL区分」により入院料が定められています（図表29）。医療区分2、3に該当する患者さんは、医師及び看護師により、常時監視・管理を実施している状態であり、難病、脊椎損傷、肺炎、褥瘡等の疾患・状態（図表30）が該当します。また、医療区分1は、医療区分2や医療区分3に該当しない状態の患者さんが対象となります。

医療区分1といっても、介護保険施設でも対応可能な軽症患者さんから、重度の意識障害やがんターミナル、肝不全のような重症患者さんも存在し、多種多様な病態が含まれています（図表31）。

療養病床は、医療区分2、3患者割合が80％以上を占める「療養病棟入院基本料1」と、50％以上の「療養病棟入院基本料2」があります。図表30に示すように、医療区分2、3に該当する疾患や状態、そして医療処置は医療ニーズが高いと言えます。特に医療区分2、3患者割合が80％以上を占める「療養病棟入院基本料1」の病棟では、急性期病院に比べると医師も看護師も少ない配置で、症状の重い患者さんの医療ケアを行い、多忙を極めています。

	療養病棟入院料1（1日につき）			療養病棟入院料2（1日につき）		
	医療区分1	医療区分2	医療区分3	医療区分1	医療区分2	医療区分3
ADL区分1	入院料I 815点	入院料F 1232点	入院料C 1471点	入院料I 751点	入院料F 1167点	入院料C 1406点
ADL区分2	入院料H 920点	入院料E 1386点	入院料B 1758点	入院料H 855点	入院料E 1322点	入院料B 1694点
ADL区分3	入院料G 968点	入院料D 1414点	入院料A 1813点	入院料G 903点	入院料D 1349点	入院料A 1748点
看護職員配置	20：1以上			20：1以上		
入院患者割合	医療区分2又は3の患者が80％以上			医療区分2又は3の患者が50％以上		

図表29　医療区分とADL区分による入院料

医療区分3	【疾患・状態】 ・スモン ・医師及び看護師により、常時監視・管理を実施している状態（他に医療区分2又は3に該当する項目がある場合） 【医療処置】 ・24時間持続点滴　・中心静脈栄養　・人口呼吸器使用　・ドレーン法 ・胸腹腔洗浄　・発熱を伴う場合の気管切開、気管内挿管 ・感染隔離室における管理 ・酸素療法（常時流量3L/分以上を必要とする状態等）
医療区分2	【疾患・状態】 ・筋ジストロフィー　・多発性硬化症　・筋萎縮性側索硬化症 ・パーキンソン病関連疾患　・その他の難病（スモンを除く） ・脊髄損傷（頸髄損傷）　・慢性閉塞性肺疾患（COPD） ・疼痛コントロールが必要な悪性腫瘍　・肺炎　・尿路感染症 ・リハビリテーションが必要な疾患が発症してから30日以内 ・脱水かつ発熱を伴う状態　・体内出血　・頻回の嘔吐かつ発熱を伴う状態 ・褥瘡　・末梢循環障害による下肢末端開放創 ・せん妄　・うつ状態 ・暴行が毎日みられる状態（原因・治療方針を医師に含め検討） ・医師及び看護師により、常時監視・管理を実施している状態（他に医療区分2又は3に該当する項目がない場合） 【医療処置】 ・透析　・発熱又は嘔吐を伴う場合の経腸栄養 ・喀痰吸引（1日8回以上） ・気管切開・気管内挿管のケア　・頻回の血糖検査 ・創傷（皮膚潰瘍・手術創・創傷処置） ・酸素療法（医療区分3に該当する以外のもの）
医療区分1	医療区分2・3に該当しない者

図表30　療養病床等における医療区分

・重度意識障害
・がんターミナル（余命１ヶ月）以上
・肝不全（腹水高度、NH4Cl120mg/dl）
・CKD（慢性腎臓病：クレアチニン 6mg/dl 以上）
・喘息重責発作
・仮性球麻痺（経管栄養）
・喀痰吸引（7 回 / 日以下）
・全麻手術後 1 ヶ月以内
・その他の感染症（CRP5 以上、顆粒球減少、ウイルス性など）
・胸水、心嚢液貯留
・妄想、幻覚
・認知度（M）
・自殺企図
・難治高血圧（治療にもかかわらず日中最高血圧 180mmHg 以上を呈する例）
・心不全（高度非代償性）
・徐脈（40 以下）
・胸水（BUN50mg/dl 以上）
・低栄養（Alb2.5g/dl 以下）
・Hb7g/dl 以下
・BNP（1,000 以上）
・血糖（随時血糖 200mg/dl 以上、HbA1c8 以上）
など

図表 31　医療区分 1 にしか該当しない疾患・状態

病院を取り巻く状況の変化

総務省の資料によると、２０１９年10月１日現在の総人口は、１億２、６１６万７、４００人で、前年に比べて27万6、000人も減少したことが分かりました。さらに2019年の出生数は86万5、000人と90万人を大きく割り込み、このままいくと総人口は、2050年に約1億人まで減少する見込みです。

出生数が減少する一方、死亡率の低下に伴う平均寿命の延伸により、高齢者は増加しています。100歳以上高齢者は8万人を超え、2050年には50万人以上となると推計されています。高齢者数が増えるということは、入院する患者さんも増えているのではないかと思いますが、医療施設の受療率の推移を見てみると、入院、外来ともに患者数は全体的に低下傾向であることが分かりました。特に65歳以上の高齢者の入院が大幅に減少しています。

なぜ入院患者さんが減少しているのかというと、介護保険施設や居住系施設が充実し、高齢患者さんの増加以上に病院での入院期間が短くなったからです。介護保険制度が始まった2000年からのわずか20年の間に、介護保険施設や居住系施設が約120万床も増加しました。すると検査もせず、治療もせず、ただベッドで過ごすだけで施設代わりに病院に入院していた患者さんが、居住性が良く、費用も変わらない居住系施設へ移動していったのです。先述したような増改築などせず、古いままで、病床面積が4・3㎡／人と狭く、1部屋に6～8人が狭苦しく入院しているような病院は患者さんが出ていき、空床が増え続けています。

さらに病院は平均在院日数の短縮化が進み、患者さんが入院しても短期間で退院するため、結果的に病院病床が約30万床も空いているのです。それでも我が国の平均在院日数は、アメリカの約５倍、諸外国と比べても３～５倍も長いのです。

現在、病院に入院している患者さんのほとんどは65歳以上の高齢者です（図表32）。今後の高齢者人口推移をみると、「団塊の世代」が75歳以上となる２０２５年には３、６７７万人に達し、２０４０年から２０４５年の間に３、９２０万人でピークを迎えると、その後は減少に転じると推計されています。

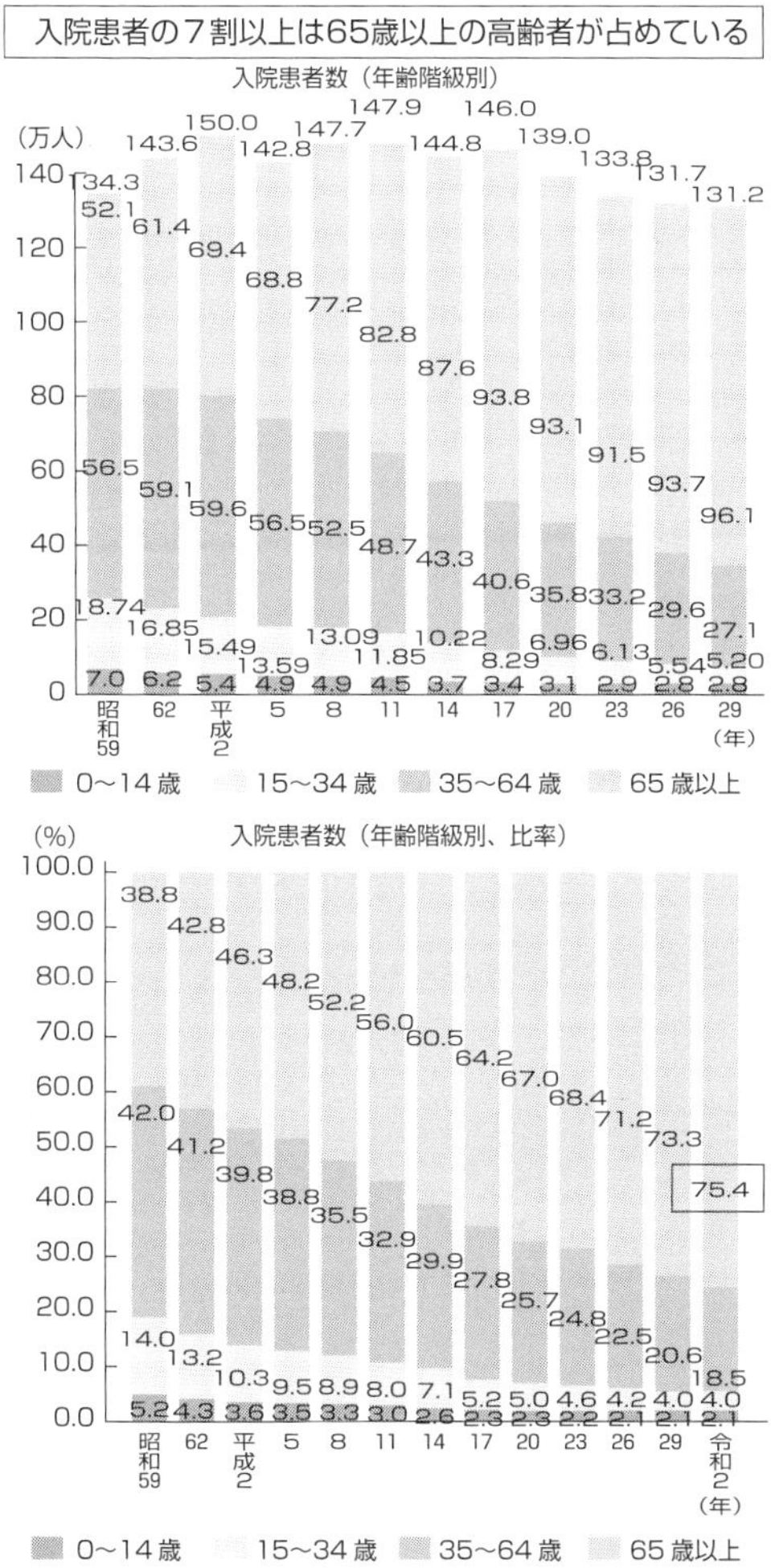

入院患者の７割以上は65歳以上の高齢者が占めている

入院患者数（年齢階級別）

入院患者数（年齢階級別、比率）

注：1）平成32年（令和2年）の数値は、推測値。
2）65歳以上の割合について、平成26年から平成29年における増加率を平成29年の割合に上乗せしたもの。0～14歳および15～34歳の割合は横ばい。

図表32　年齢別階級別にみた推計患者数の年次推移

出所：厚生労働省　患者調査より作成

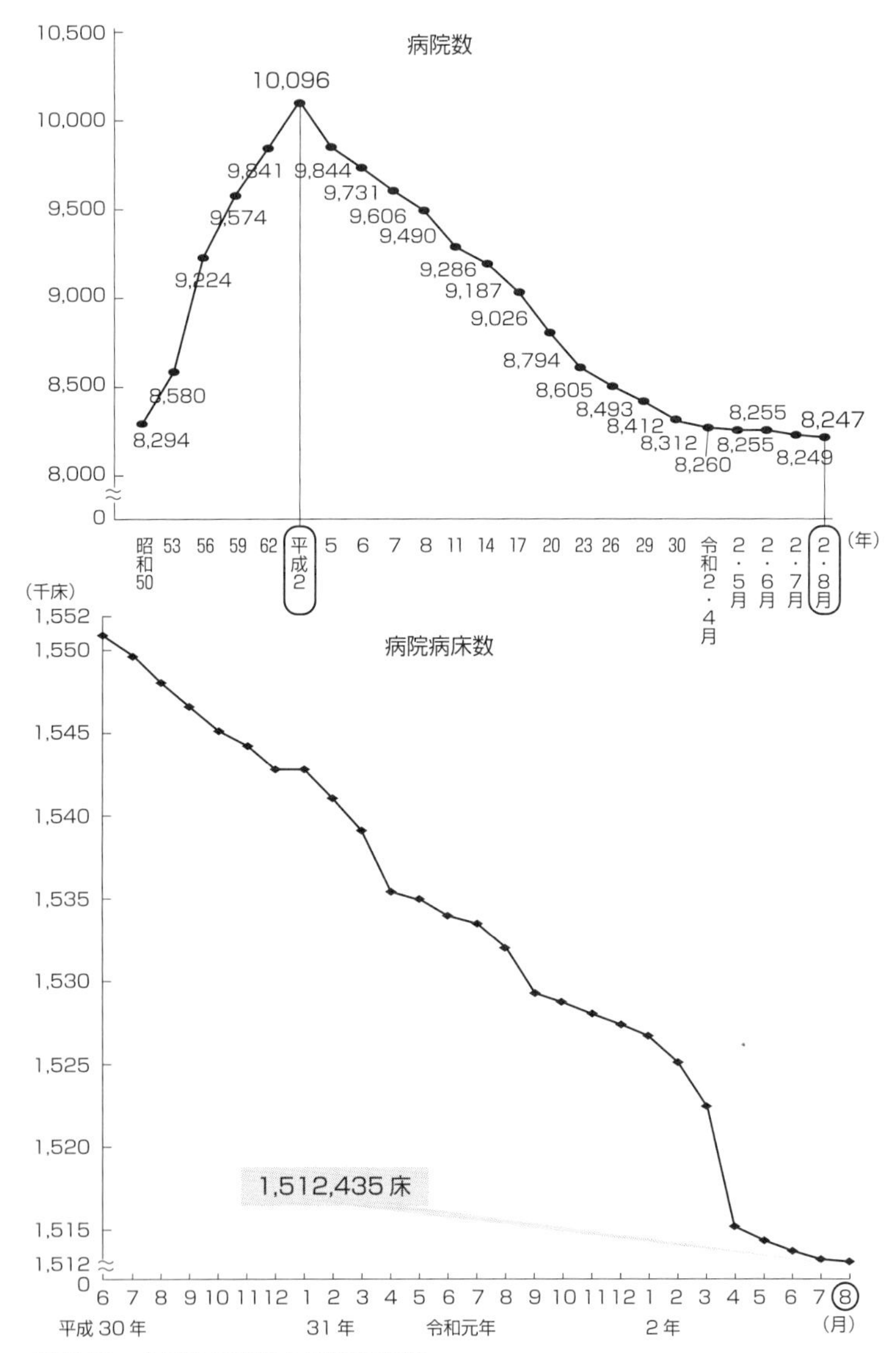

図表33　全国の病院数と病院病床数

出所：厚生労働省「医療施設動態調査」(令和2年6月末概数)

かつて、全国に10、096もあった病院数は大幅に減少し、病院病床数も減り続けています(図表33)。全国公私病院連盟が実施した「令和元年病院運営実態分析調査(令和元年6月調査)」によると、赤字病院割合は70・9%であったことが示されました。しかもこのうち、自治体病院では88・9%が赤字だったそうです。今や病院も倒産する時代です。赤字病院にとっては消費税増税も伴って、ますます経営状況が厳しいこの時期に、さらに新型コロナウイルスの流行です。新型コロナウイルスは、患者さんの医療機関受診行動に大きな変化をもたらしました。この書籍を執筆している2020年12月現在、各所で入院・外来患者数が激減し、各医療機関の経営はひっ迫している状況です。

地域医療構想

第1章でも述べましたが、現在、我が国の入院患者さんのほとんどを占める高齢者は、年を重ねると共に虚弱化し、生活習慣病をはじめとする身体的問題を抱えています。高齢者の場合、主病名となる一つの臓器の異常に対する治療だけでなく、さまざまな身体的問題も同時に治療していかなければなりません。

かつて、平均寿命60歳代で、青壮年期の患者さんが主な対象であった時代の医療は、救命・延命、治癒、社会復帰を前提として高度な医療を重視し、患者さんを治して退院させる「病院完結型」の「治す医療」が提供されていました。悪性新生物など一つの臓器の異常をもたらす急性疾患に対して、臓器別専門医が専門知識と技術を駆使して治療を行っていました。

しかし、今後の入院患者さんの将来推計を見ると、肺炎、心疾患（高血圧性のものを除く）、脳血管疾患、骨折などを抱えた入院患者さんが大幅に増加するとされています。これらの疾患は日常的に治療が行われていて、治療方法が確立されたものであり、高度な医療技術を必要とする手術や高額薬剤投与が必要な悪性新生物などの疾患の増加率はさほど高くありません。

今後は高齢者を中心とした慢性期の患者さんがどんどん増えてくるのです。病院で患者さんを診て病気を治すだけでは、患者さんのその後の生活は成り立ちません。これからは患者さんに寄り添い、患者さんの生活環境まで含めて、必要なリハビリテーションによる筋力強化や栄養管理、薬剤管理、摂食嚥下、排泄、歩行機能訓練なども行う「治し支える」医療への転換が求められています。

しかしながら現在の医療機能ごとの病床数は、図表34中央に示すように、２０１８年時点で約6割を医師、看護師配置が手厚い高度急性期、急性期病床が占めていて、患者さんの病態と病床機能のミスマッチが生じています。

つまり、医療ニーズが高く集中的な治療を担うはずの高度急性期、急性期病床に、症状が落ち着いている患者さんが入院しているのです。またこれらの病床には医師、看護師以外の介護スタ

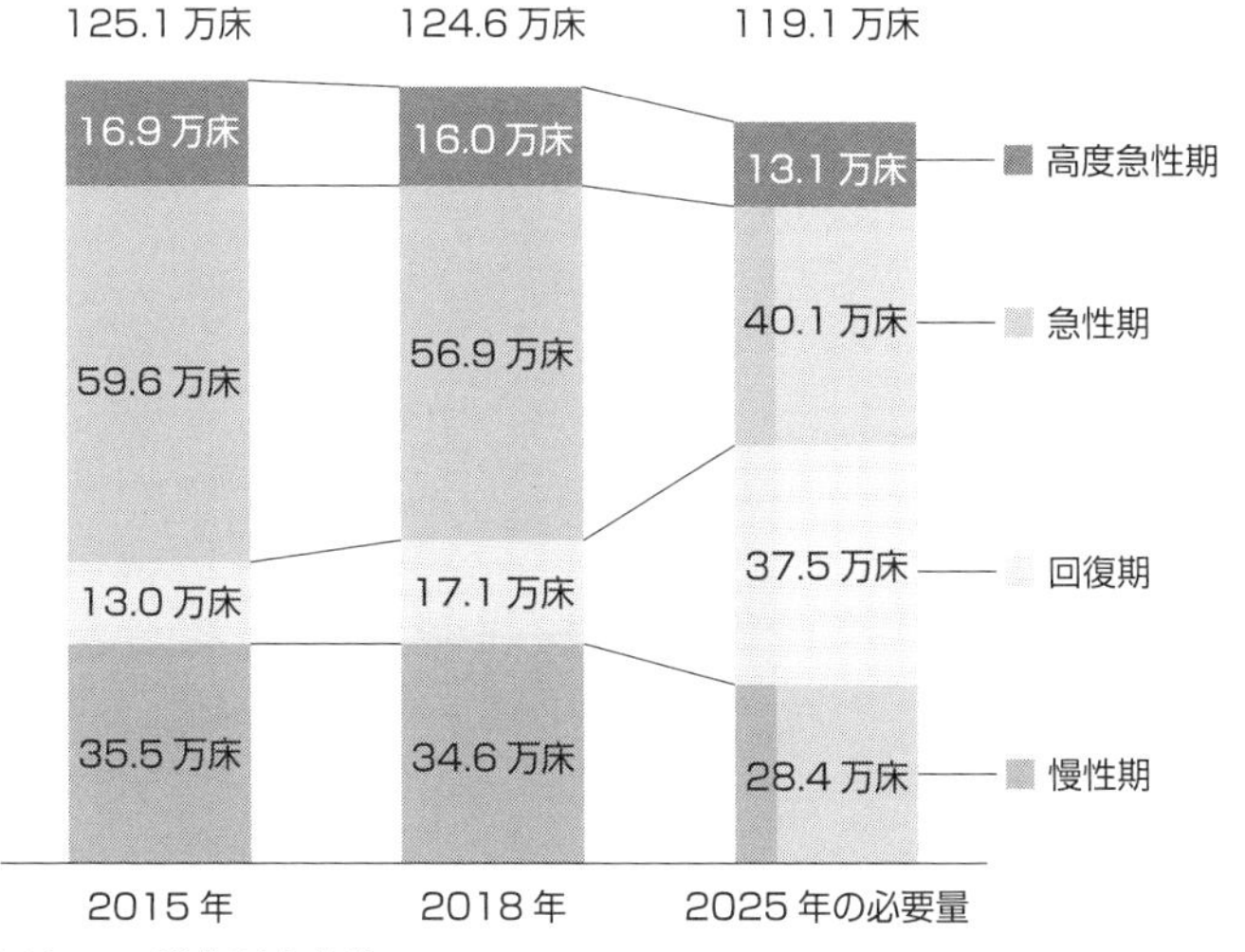

図表 34　機能別病床数

出所：厚生労働省「平成 30 年度（2018 年度）病床機能報告の結果について」（令和元年 5 月 16 日）、「医療・介護改革の取組」第 7 回社会保障制度改革推進会議　資料 5（平成 29 年 6 月 22 日）より

ッフやリハビリテーションスタッフが十分に配置されていない病院が多いので、患者さんは十分なケアやリハビリテーションが受けられないのです。しかし病床は使わなければ病院側に収益は得られません。そこで病院によっては、空床対策として急性期の治療の必要がなくなった患者さんまで入院させていて、これが医療費高騰の原因となっています。人口高齢化や高額薬剤の使用等、我が国の医療費高騰の原因はいろいろな要因が考えられますが、患者さんの病状に合わせた医療機能分化と適切な病床数にすることは、医療費の大幅削減や人材不足の解消も期待できます。

　ただし、地域によって人口構成および医療・介護ニーズが大きく異なるため、それぞれの地域で現在の急性期病床が多い、

「急性期中心の医療提供体制」を改善し、高度急性期から急性期、回復期、慢性期、在宅医療に至るバランスの取れた医療提供体制の再構築を目指して、医療関係者が将来に向けた医療提供体制や医療機関同士の役割分担、相互連携などについての話し合い（「地域医療構想調整会議」）が進められています。そのための制度が「地域医療構想」です。

医療法では「一般病床」と「療養病床」に分類されていますが、先に述べた通り、今は一般病床＝急性期病床ではありません。国がいろいろな漠然とした機能を持つ「一般病床」をはっきりと機能分化させ、明らかに多すぎる病床の大幅削減を目指すことが地域医療構想の最大の目的です。特に多すぎる急性期病床数が絞り込まれることによって、必然的に急性期病床で入院する必要はないが、治療が必要な患者さんが慢性期の病床へ移ってきます。これらの患者さんは、医療ニーズと介護ニーズを併せ持っていて、今後は、このような慢性期患者さんの需要は増えてきます。この点を押さえた上で、各地域において将来の医療提供体制に対する議論を進めていかなければなりません。

寝たきりを作り出す医療提供体制の問題点

最近の医療・介護の問題点の一つとして、要介護者がどんどん増え、介護職員が足りず、都市部などでは、介護施設を新設してもなかなか開設することができないといった事案が発生しています。厚労省の介護保険関係の委員として会議に参加しても、介護人材の不足、介護人材の確保についての話し合いがよく繰り広げられています。

しかし私は、介護職員の不足は相対的なものであると考えています。つまり、寝たきり要介護者が減れば介護職員の不足は解消されます。長年高齢者医療に携わってきた医師としては、要介護状態になる前には何らかの病気を発症し、その治療の結果、要介護状態に陥っているので、要介護患者さんを減らすことをまずは考えなければならないのではないかと思います。

急性期病床が寝たきりを作ってきた

これまで私の著書の中でも述べてきましたが、改めて我が国で寝たきり患者さんがどこで作られているかというと、間違いなく急性期病院であるといえます。その理由として次の3点が挙げられます。

①諸外国に比べて入院日数が長い
②圧倒的に少ない医療従事者の配置
③臓器別専門医による高齢者の治療

日本は他の先進国に比べて病床数が多く、アメリカやスウェーデンの4~5倍です。一方、他の先進国に比べて、病床100床当たりの医師や看護職員数は圧倒的に少なく、平均在院日数が

	入院患者数	バルーン留置患者数	
A 病院	935 名	258 名	27.6％
B 病院	55 名	16 名	29.1％
C 病院	57 名	18 名	31.6％
D 病院	42 名	17 名	40.5％
合計	1,089 名	309 名	28.4％

注：対象＝2010 年 1 月～2016 年 3 月に急性期病院から当院に入院した患者 1,089 名

図表 35　急性期病院から入院した患者の慢性期病院入院時におけるバルーン留置状況

出所：武久洋三（2016 年 5 月）作成

長いことが分かっています。つまりスウェーデンなどでは、少ない病床数で1ベット当たりの医師と看護師が手厚く配置され、集中して治療を行い短期間で病状を回復させて退院させていますが、日本は病床数が多いので1ベッド当たりの医師と看護師の配置が少なく、さらに治療を終えて短期間で退院させてしまうと、多数のベッドが空いてしまうので、空床を避けるために、治療を終えた患者さんを無駄に長く入院させているという病院側の経営事情も影響しています。

1ベッド当たりの医師や看護師の配置が少ないということは、一人の医師や看護師が受け持つ患者数が多いということになります。我が国の高齢化は進行し、急性期病院の入院患者さんの高齢化もどんどん進んでいます。高齢患者さんの場合、看護ケア以外に介護ケア業務が増えてきます。特に急性期病院では、一部の病棟で「看護補助者」として介護職員が配置されていますが、十分な人員が配置されていないため、看護師が排泄介助、食事の世話、身体の清潔を保つ、身の回りの世話などの介護業務に追われています。

図表35は、急性期病院からの紹介で入院した患者さんのうち、膀胱内にバルーンカテーテルを留置されたまま慢性期病院に入院してこられた患者さん割合を示しています。急性期で膀胱内に

バルーンカテーテルを留置した理由を聞いてみると、入院患者さんが一人で歩き、転倒して骨折した場合、看護師に責任を問われるので予防策として「高齢患者さんが病院内で転倒しないように」、「安静臥床のため」、「排尿のたびにオムツ交換をする余裕がない」などの理由が挙げられました。

自分で歩いてトイレに行くことができても、歩行が不安定な患者さんがいる。そんな患者さんにバルーンカテーテルを入れると、患者さんはベッドから全く動けなくなります。そして2週間、3週間入院していると、すぐに寝たきりになります。

私が会長を務める日本慢性期医療協会では、2019年9月から2ヶ月の間に会員病院に入院してきた患者さんの膀胱留置カテーテル持ち込み状況について調査しました（図表36、37）。調査期間中に新規入院した患者さん10、198人中、バルーン持ち込み患者さんは1、079人（10・6％）でした。1、079人のうち、急性期機能を有する病棟から入院したバルーン挿入患者さんは63％を占めていました。明らかに急性期機能を有する病棟からのバルーン持ち込み患者さんが多いですが、会員病院へ転院後は、70～80％の患者さんが20日以内に抜去しています。

「基準介護」「基準リハビリテーション」の導入を

私たち日本人は日本の医療制度は優れていると思っているし、医療技術も世界のトップクラスであると信じています。しかし急性期病院の病棟内にはほとんど看護師しかいないのです。そし

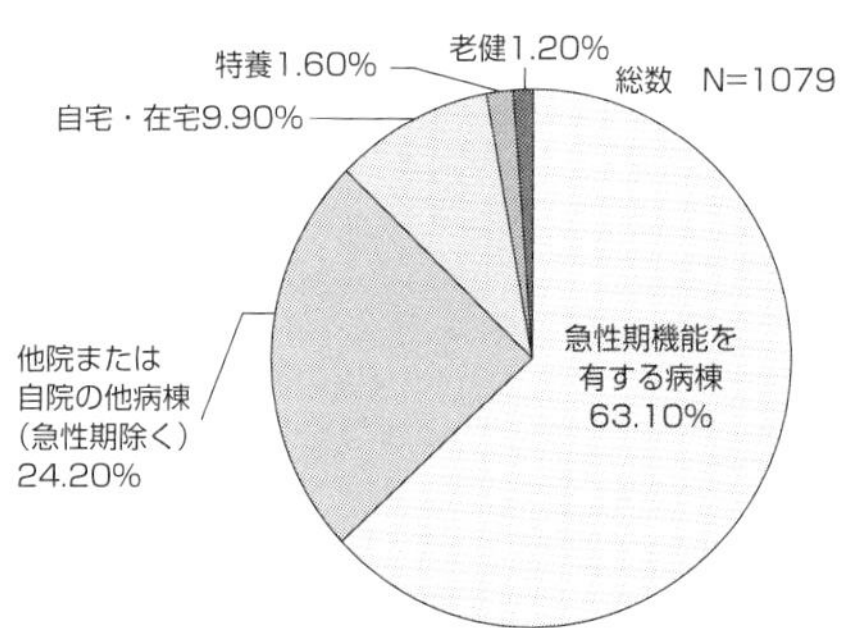

令和元年9月1日～10月31日の2ヶ月間に、回答病棟に新規入院（院内転棟含）した患者10,198人中、バルーン持ち込み患者1,079人（10.6%）の60%以上が、急性期機能を有する病棟からの入院である。

注：本調査における急性期機能を有する病棟とは、急性期一般病棟入院料を算定する病棟、特定機能病院において急性期の患者に対して診療密度が特に高い医療を提供する病棟、救命救急病棟、集中治療室等を指します。

図表 36　膀胱留置カテーテル持ち込み数比率

出所：日本慢性期医療協会「急性期機能を有する病棟からの膀胱留置カテーテル持ち込み患者とその実態についての調査結果報告」資料

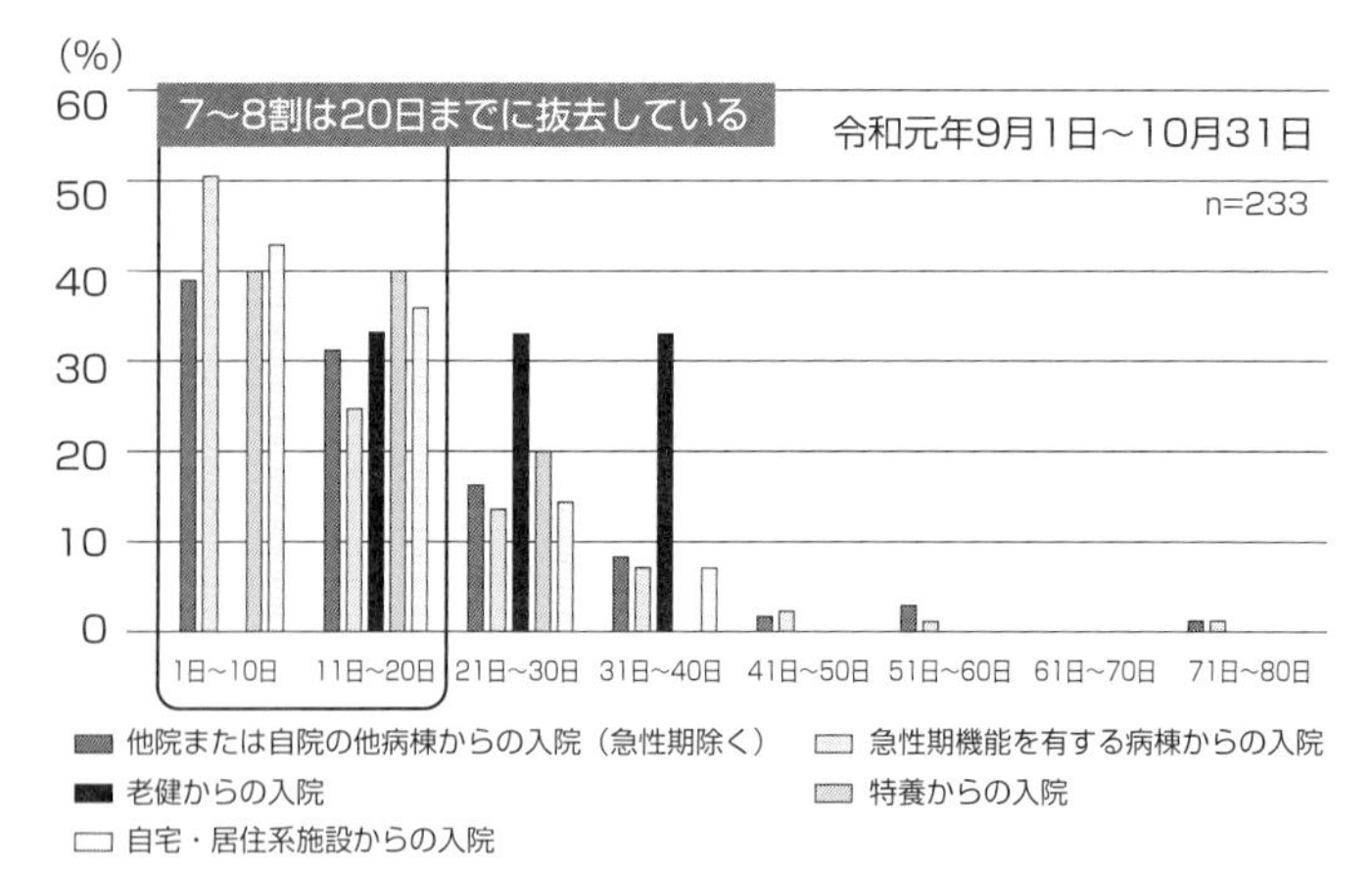

図表 37　2ヶ月間に、回答病棟に新規入院（院内転棟含）した持ち込みバルーン挿入患者について入院からバルーン抜去までにかかった平均日数

出所：日本慢性期医療協会「急性期機能を有する病棟からの膀胱留置カテーテル持ち込み患者とその実態についての調査結果報告」資料

て20年前よりはるかに手のかかる高齢患者さんが倍増している現場で、業務量が増える一方なのに看護師の数は増えていないのが現状です。

２０１９年秋にＮＨＫ「クローズアップ現代＋」で、一般病院における身体拘束の実態と削減への取り組みが取り上げられましたが、現場の看護師からは、少ない人員で多くの患者さんを看なければならない、やむを得ない状況を訴える意見が多く寄せられたそうです。

決して現場の看護師が悪いのではありません。看護師たちは20年前の倍以上の業務をこなしているのです。病棟内に介護職員やリハビリテーションスタッフなど多くの職員の配置が無ければ、看護師が身体拘束や膀胱留置カテーテルを留置するなどして、状態の不安定な患者さんの動きを制限するしかありません。すると患者さんは自分で動くこともできずに関節は拘縮（関節の動きが制限された状態）し、寝たきり状態となってしまいます。

しかし、もう看護師にこれ以上の業務を求めるのは酷というものです。そこで私が会長を務める日本慢性期医療協会では、高齢患者さんが多くなり、入院中に事故なく無事に退院まで過ごしてもらうために、すべての入院病棟に介護職員を配置する「基準介護」を制度として設けることを提案しています。患者さんの介護ケアは介護職員にまかせるべきです。

もしも脳梗塞を発症してしまったら、急性期病院に救急搬送され、急性期治療が行われます。そして病状が安定して、ここで患者さんの機能回復のために早期から積極的にリハビリテーションを行えるかどうか。残念ながら、多くの急性期病院は、リハビリテーションは回復期リハビリテーション病棟で実施するものだというイメージが付いているため、まだまだ早期リハビリテーションに関してそこまで積極的ではありません。しかもベッド上での絶対安静を指示する医師までいます。

高齢者が1ヶ月もベッド上でじっと横になったままの状態でいると、関節が拘縮し、全身の筋肉が減少するだけでなく、心肺機能まで急速に衰えます。さらに、1日に必要な栄養や水分を補給しないと、口から物を食べる機能まで低下し、ほぼ間違いなく、寝たきりになってしまいます。

さらに急性期病院では病棟内にリハビリテーションスタッフが配置されていません。リハビリテーションが必要となる病気を発症してからすぐに集中したリハビリテーションが提供できていない日本の現状を変えることが重要です。

そこで、リハビリテーション療法士が十分に配置されている回復期や慢性期の病院から急性期病院への「派遣リハビリテーション」を提案しています。地域のリハビリテーション療法士が多くいる病院から療法士の非常に少ない急性期病院に療法士を派遣して、急性期病院における早期リハビリテーションを積極的に行ってほしいと考えています。

そしてもう一つ、「基準リハビリテーション」制度の導入を提案しています。これは、リハビリテーションを入院患者さん全員に必須の医療サービスとして、療法士を全病棟に配置し、患者さん一人一人に対するリハビリテーション提供時間も自由に定め、療法士による患者さんと1対1のリハビリテーションの提供だけでなく、看護介護スタッフと協力して行うリハビリテーショ

平成22年1月から令和2年10月に、当院を含む計22病院に入院した患者69,128名の、入院時検査における検査値の異常値割合

異常検査値*	患者数（人）	割合（%）	一番悪い値
BUN20.1以上	27,418	39.7	291.4
Na138.0未満	31,042	44.9	95.0
Na145.1以上	2,565	3.7	186.5
ALB4.1未満	54,727	79.2	1.2
TCHO142未満	18,011	26.1	17
GLU110以上	43,009	62.2	1,122
Hb	47,029	68.0	2.3
再掲(男性)13.7未満	24,636	83.0	2.3
再掲(女性)11.6未満	22,393	56.8	2.3

急性期病院から入院してきた患者さんの多くが脱水や低栄養、電解質異常、高血糖などの異常を多数抱えている。

図表38　新入院患者（22病院）の検査値の異常値割合

注：＊日本臨床検査標準化協議会（JCCLS）共用基準範囲参照

ンや集団リハビリテーションなども含め、患者さんごとにさまざまなリハビリテーションの提供を行えるようするというものです。リハビリテーション療法士を病棟配置にすることで、多職種のコメディカルの協力も得て、総合的にリハビリテーションを実施することにより、素晴らしい効果が期待できます。そして、日本の要介護者、寝たきり患者さんを半減させることを目指すことができると考えます。

高齢者は栄養状態の管理こそが重要

図表38は、平成22年1月から令和2年10月までに、私たちのグループ病院に入院してきた患者さん69，128人の入院時の血液検査データを分析したものです。栄養状態の指標であるALB（アルブミン）値が基準値よ

入院時 ALB 値 3.8 未満患者の ALB 値平均	3.3	入院時 ALB 値低値を示した患者の ALB 値および入院元									
K 病院	3.3	1.8	1.9	2.0	2.1	2.1	2.1	2.1	2.1	2.1	2.2
		急性期	急性期	急性期	急性期	急性期	施設	施設	施設	施設	急性期
A 病院	3.2	1.4	1.6	1.6	1.6	1.8	1.9	2.0	2.0	2.0	2.0
		在宅	その他	急性期	急性期	急性期	在宅	急性期	施設	在宅	在宅
M 病院	3.2	1.4	1.9	1.9	1.9	2.0	2.0	2.1	2.1	2.2	2.2
		急性期	急性期	急性期	急性期	急性期	急性期	急性期	急性期	急性期	急性期
C 病院	3.3	1.8	1.8	2.0	2.1	2.1	2.1	2.2	2.2	2.3	2.3
		急性期	在宅	施設	急性期	施設	施設	在宅	在宅	急性期	施設
B 病院	3.3	1.6	1.7	1.8	1.8	1.9	1.9	1.9	2.0	2.0	2.0
		急性期	施設	その他	施設	急性期	急性期	急性期	急性期	施設	施設
L 病院	3.3	1.6	1.7	1.7	1.8	1.9	1.9	1.9	1.9	2.0	2.0
		施設	急性期	急性期	急性期	急性期	急性期	急性期	施設	急性期	急性期
G 病院	3.3	1.6	1.7	1.9	1.9	2.0	2.0	2.0	2.1	2.1	2.1
		施設	急性期	施設	急性期	急性期	急性期	急性期	急性期	急性期	急性期
F 病院	3.4	1.9	2.0	2.0	2.0	2.2	2.2	2.2	2.3	2.3	2.3
		急性期	在宅	施設	急性期	急性期	施設	施設	急性期	急性期	在宅
J 病院	3.2	1.5	1.6	1.6	1.8	1.8	1.8	1.9	2.0	2.1	2.1
		急性期	急性期	急性期	急性期	急性期	急性期	急性期	急性期	急性期	急性期
N 病院	3.2	1.9	1.9	1.9	2.0	2.0	2.0	2.0	2.0	2.0	2.0
		急性期	急性期	施設	急性期	急性期	急性期	急性期	急性期	急性期	急性期
D 病院	3.3	1.6	1.7	1.8	1.9	1.9	1.9	1.9	1.9	1.9	1.9
		急性期	急性期	急性期	在宅	急性期	施設	急性期	急性期	急性期	急性期
O 病院	3.2	1.5	1.6	1.7	1.7	1.7	1.8	1.8	1.8	1.9	1.9
		急性期	施設	急性期	急性期	急性期	急性期	急性期	急性期	急性期	急性期
H 病院	3.3	1.6	1.6	1.7	1.7	1.8	1.9	1.9	1.9	2.0	2.0
		急性期	急性期	在宅	急性期	急性期	急性期	急性期	急性期	急性期	急性期
P 病院	3.3	1.8	1.9	1.9	1.9	1.9	1.9	1.9	2.0	2.0	2.0
		急性期	急性期	急性期	施設	施設	急性期	急性期	急性期	急性期	急性期
I 病院	3.3	1.4	1.8	1.9	2.0	2.0	2.0	2.0	2.1	2.1	2.1
		急性期	在宅	急性期	急性期	急性期	急性期	急性期	急性期	急性期	急性期
E 病院	3.3	1.4	1.6	1.6	1.7	1.8	1.9	1.9	1.9	1.9	2.0
		急性期	急性期	在宅	急性期	急性期	急性期	急性期	急性期	急性期	急性期

急性期病院からの入院が多いことがわかる。

図表 39　入院時検査において、ALB 低値を示し、値の低かった上位 10 名の入院元を調査したもの

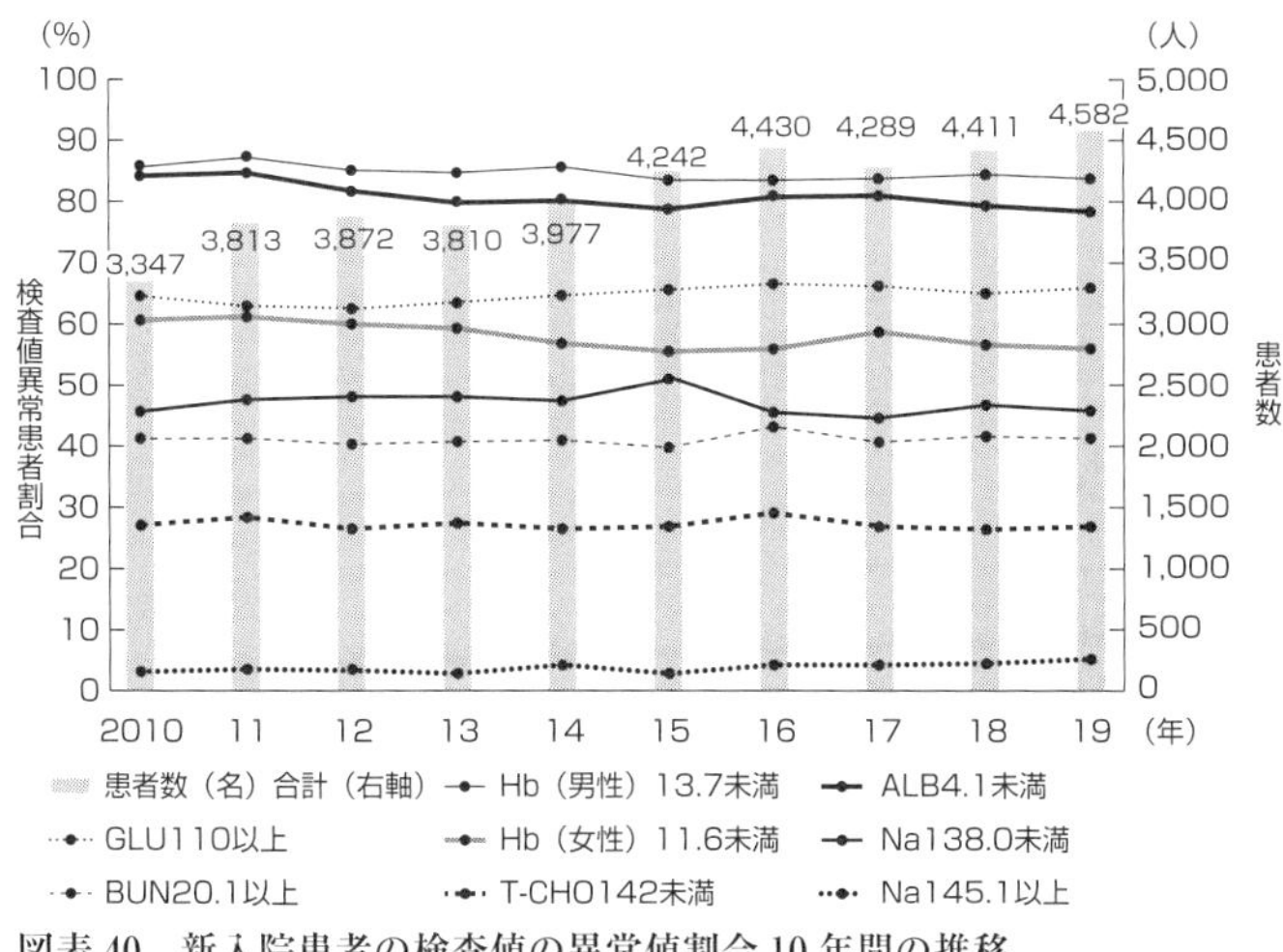

図表40　新入院患者の検査値の異常値割合10年間の推移

り低い患者さんが8割を占めています。そしてBUN（尿素窒素）が高いと脱水の可能性がありますが、脱水症状が疑われる患者さんが4割近くいることが分かります。

低栄養状態であった患者さんがどこから入院してきたのか調査したのが図表39ですが、このグレーの部分はすべて急性期病院からの紹介患者さんです。急性期病院では、主病名の治療を終えて慢性期病院でリハビリテーション等を行うために転院してくるのかと思いますが、むしろ、悪化したような状態でくることもあります。つまり、高齢患者さんは急性期病院に入院するに至った一つの臓器の治療によってその他のさまざまな臓器の機能が低下した状態で紹介されてきているのです。

図表40に示すように10年前と比較しても、急性期病院から紹介されてやってくる患者さんの状況は、改善されてきていません。低栄養状態の患者

さんは8割近くを占め、その他の入院時検査項目についても、異常値を示す患者割合は10年間ほとんど変わっていません。

つまり、急性期病院では臓器別の専門医の先生がその患者さんが入院する原因となった脳梗塞などの病気そのものについてはしっかり治療して、その後の経過のフォローなど行うものの、全身の栄養状態などについては、改善に向けた対応がなされていません。体力のある元気な若者が多少低栄養に陥っても、食べることによって速やかに栄養状態を改善することができます。しかし高齢者には、そのような体力はなく、高齢患者さんの栄養状態の改善は容易なことではありません。

低栄養や脱水が進行すると、話しかけても反応が鈍く、一目で心身の衰えを感じさせます。私は低栄養が寝たきりを作り、命まで縮めるケースを何度も見てきました。低栄養や脱水が進行し、腎不全で命の危険にさらされる場合もあります。また、低栄養のために免疫力が低下すると、各種感染症にかかりやすくもなります。そして認知症症状が出たり、終末期状態であるとみなされてしまう患者さんもいるのです。

高齢者の治療は総合診療専門医が担うべき

これからさらに高齢化が加速する我が国の医療現場において、専門分野にとらわれない幅広い知識と、リハビリテーション・看護ケア・介護ケア・栄養管理など職種横断的な知識が必要です。

今は、多職種連携によるチーム医療が当たり前の時代となってきました。しかし、患者さんの全身状態を診て管理できるのは医師であり、高齢患者さんの全身状態を把握しつつ、総合的な知見で治療を進めることができる総合診療医の治療が必要です。

諸外国では、医師全体の20～50％程度がGeneral Practitionerと呼ばれる総合診療医、もしくは家庭医であり、臓器別専門医とのバランスがとれているようですが、日本では、専門医という臓器別専門医のことを指すかのごとく、総合診療専門医の実数は非常に少ないのです。そこで、新たに「総合診療専門医」を含む新しい専門医制度が２０１８年から始まりました。これは、あまりに専門分化した医師の考え方が浸透し、ニッチな領域の患者さんのことを憂えていた人たちによってようやく見直されたのではないかと考えています。医師たるもの、まずは全身を診て、血液検査データを見て、画像を見て、総合的に患者さんの身体状況を診断する能力が必要です。

日本国民は医療にとても敏感です。「診療所は軽い病気のときだけ」と自分で判断し、何か大病を疑う場合には自ら大学病院や有名病院の臓器別専門科を好んで受診します。この患者さん自ら病院を選んで受診できるフリーアクセス制度があるのは、世界で日本くらいです。諸外国では、まずは総合診療医、家庭医に診断してもらいます。

そもそも日本の医学部教育は、急性期医療に偏った内容が大半を占めています。かつてＮＨＫのテレビ番組「総合診療医ドクターＧ」で研修医が出演し、一つ一つの症状を検証しながら正しい診断へと向かってゆくということがなされていました。私としては、まさにこうした総合的な医学的知識をたくさんの医師が学ぶべきであると思っています。そして、すべての医師に教員や警察官などと同じように、40歳までに最低2年間はへき地医療に携わり、さまざまな病気を抱える患者さんを診療することを義務付けるべきであると思っています。「百聞は一見にしかず」とはまさにその通りで、こうした制度を設け、医師は患者さんと共に苦しみ、病気からの回復の喜びを共に感じ、年齢にかかわらず、治せる病気は治療して必ず治すという意気込みを持った医師が多くなることを期待しています。

救急医療体制を考える

2020年4月から診療報酬体系が改定されました。今回の改定は、医師等の働き方改革が重点課題として挙げられています。そこで地域医療の確保を図る観点から、過酷な勤務環境となっている救急医療体制における重要な機能を担う医療機関について新たな評価が加わりました。具体的には救急搬送件数が2、000件/年以上の医療機関と1、000件/年以上の医療機関に、それぞれ加算が設けられました。

年間2、000件の救急搬送患者さんを受け入れている救急医療機関は全体の約70%の救急搬送を受け入れており、年間1、000件以上では、およそ85%の救急搬送を受け入れています。

そして救急搬送を年間1、000件以上受け入れている医療機関において、地域の救急搬送受け入れの大半を担い、地域の脳卒中や急性心筋梗塞等の心疾患の大部分の緊急治療対応を行っていて、医師の労働時間も長時間となっていることなどからこのような措置が設けられました。しかしこの加算の新設について、一部で救急患者さんの取り合いが起こるのではないかと懸念されています。また、日本の医療界では昔から「急性期至上主義」的な概念があり、今も病院経営者は何とか急性期病院として評価されたいと必死です。しかし、実態の伴っていない病院が多すぎるのです。救急医療体制の評価は、救急搬送受け入れ件数だけではなく、患者さんの病態で判断すべきです。

我が国の救急医療体制は、初期救急、第二次救急、第三次救急と3段階に分かれています。

- 初期救急：入院の必要がなく、帰宅可能な軽症患者さんに対して行う救急医療　地方自治体で行っている休日夜間急患センターや、救急指定を受けている地域の開業医や病院が休日の当番制で行っています。
- 第二次救急：入院や手術が必要な中等症患者さんに対する救急医療　二次救急の指定を受けた複数の病院が当番制で救急患者さんの受け入れ・診療を行っています。また、地域の拠点病院などが施設の一部を開放し、そこに地域の医師が出向いて診療を行う方式もあります。

- 第三次救急：一次救急や二次救急では対応できない重症患者さんに対する救命救急医療　三次救急の指定を受けた救命救急センターや高度救命救急センターで、24時間体制で救急患者さんの受け入れを行っています。

総務省消防庁が2019年12月に公表した「令和元年版救急・救助の現況（救急蘇生統計を含む）」によると、2018年中の救急車による搬送人員の約60％は高齢者であり、この高齢者の救急搬送のうち軽中度の患者さんは87・6％で、直ちに緊急対応すべき重度救急患者さんは10％なのです。これらの軽中度の高齢患者さんが高度急性期病院に搬送されたら、それらの多くの患者さんの対応に忙殺され、本来受け入れるべき重度救急患者さんが搬送されてきたときに受け入れ拒否しては本末転倒です。

私は救急患者さんの受け入れ医療機関は大きく二つに分けるべきだと思います。ただちに手術や高度な技術を要する医療処置が必要な重度患者さんは高度急性期病院へ、そして特に高齢者で施設入所者や在宅療養中の方の急変など、軽中度の救急対応は、高齢者の治療に習熟した総合診療医がいる慢性期治療病棟をはじめとした地域の多機能な病院が引き受けるべきだと考えています。

これまでの私の著書の中でも述べてきましたが、私が考える地域多機能病院とは、急性期医療機能の一部を担い、早期リハビリテーションを集中的に行い、地域包括ケア病棟で在宅医療の提供も積極的に行います。さらに長期に渡る医療ケアが必要な患者さんのための療養病床を持ち、介護医療院における看取りも行う、さまざまな機能を持つ病院です。このような多機能な病院でなければ地域の中で必要とされる病院として生き残っていくことは困難です。そして総合診療医を中心に、さまざまな職種によるチーム医療で患者さんの全身状態を管理し、治療とともに栄養管理、リハビリテーションを行っていかなければなりません。そして患者さんが寝たきりにならないように看護介護スタッフに指導していけるのは医師しかいません。

終末期とは

人間は、動物は、生まれたら必ず死を迎えます。そのときに私たち医療者はどう対応するべきでしょうか。

人間は、自分の命を自ら終わらせたいと思ったり、そうする場合がある唯一の動物です。自ら命を絶つことは、動物としてはありえないことです。楽しく生きることを追求することが生物としての自然の摂理ではないでしょうか。

２０２０年７月、神経難病である筋萎縮性側索硬化症（ＡＬＳ）の50代の女性患者さんに頼まれ、薬物を投与して殺害したとして２人の医師が嘱託殺人の疑いで逮捕されました。この２人の医師の殺人行為には、大きな反論が寄せられています。私は医師として、医師は患者さんを看取ることが仕事ではないと思っています。如何に治療して患者さんを回復させることが責務であると常に考えています。日本医師会の中川会長も定例会見において、この嘱託殺人事件について「患者から死なせてほしいとの要請があったとしても、生命を終わらせる行為は医療ではない。患者の苦痛に寄り添い、共に考えることが医師の役割」と述べています。

そしてちょうどこの原稿を執筆している時期に、「入院先の病院が必要な栄養補給を怠ったために父親は餓死した」という衝撃的な記事を目にしました。これは２０１６年９月末に関東の公的病院に入院した90歳代の高齢患者さんが49日後に栄養失調で餓死したのは、入院先の病院側が必要な栄養補給を怠ったためだ、として訴訟を起こしたというものです。元気で正常なＢＭＩであった患者さんが、転倒して動けなくなり入院したものの、十分な栄養が投与されていなかったために死亡したというのです。この訴訟に対して全国の医師からさまざまな意見が寄せられていますが、残念ながらそのほとんどは、高齢患者さんで食べられなくなって衰弱したら、そのまま死に至ればよいと考えているのではないかと思われるものでした。

若者でも肺炎など病気を発症したら食欲は低下します。それを高齢者に限って、「食欲低下したらそれでよいのではないか」となると、低栄養や脱水により、治るはずの肺炎は治らず、そのまま死に至るでしょう。肺炎を治療しようとすれば、最低限必要な栄養と水分が必須であることを、餓死訴訟に対して意見を寄せたほとんどの医師たちは残念ながら十分に理解していないし、助かるべきたくさんの高齢者を見殺しにしていることになります。

また、「文學界」２０１９年1月号に掲載された若手学者による対談の中で、高齢者の終末期の治療はお金がとても掛かるので、いい加減に終末期の治療をやめてはどうか、といった意見が交わされたようですが、これに対して多くの反対意見が続出したようです。

終末期と「医療費問題」は関係ない

終末期医療にかかる費用について問題視されることが多く見受けられますが、実は２００２年度の国民医療費によれば、30・２兆円のうち、約9、０００億円、わずか３％ほどに過ぎないというデータが示されています。

また日本医師会総合政策研究機構が２０１５年に公表した資料によると、高齢者が死亡前30日以内にかかる入院医療費は全体の３・４％で、死亡前の入院医療費は後期高齢者の入院医療費の平均と比べると高いが、急性期であらゆる手を尽くして死亡に至ったとしても、死亡前の入院医療費は大きくなく、また延命できた場合にはその後の医療費は落ち着くので、医療費抑制目的で治療を中止する理由は見出せなかったと述べています。

これまでは、患者さんが死に直面する事態が生じた場合、病院に入院して医療提供者と患者側の話し合いによって治療を継続したり、看取り的な対応をするなど、現場の判断で最適な方法を選択してきました。しかし、世界に類を見ない高齢化の進行とともに医療・医学の進展によって人工呼吸器や経管栄養なども普及してきました。そして年間130万人以上が亡くなる「超高齢多死社会」の到来により、終末期医療に対する関心が高まり、延命措置だけでなくどれだけのQOL（Quality of Life）を保つかという考えが芽生え始めてきたのです。

これは、将来的に年間死亡者数が160万人以上に増加し、その前にかかるであろう莫大な医療・介護費用などに対し、「これではもう国が持たない」ということで、国や財務省等さまざまな団体が終末期医療の在り方について問題視し、財政負担を軽減しようとしているのかもしれませんが、これもまた自然なことでしょう。

厚労省は、2007年に「終末期医療の決定プロセスに関するガイドライン」を作成し、公表しました。この中で、医療者が一人で判断せず、多職種による医療・ケアチームによって終末期医療について判断すること、患者さんの意思を尊重するとともに家族とも十分に話し合いを重ねて合意を得ること、緩和ケアの充実を図ることが記されていました。

その後、改めて終末期医療について、患者さん自ら考え、その意思を明らかにしておくということが必要ではないかということで、2014年度にはガイドライン名を「人生の最終段階における医療の決定プロセスに関するガイドライン」に改称し、2017年度に国民への情報提供と普及啓発を目的とした「人生の最終段階における医療の普及・啓発の在り方に関する検討会」を立ち上げました。その中で「ACP（Advance Care Planning）」という概念が重要視されるようになったのです。

ＡＣＰとは直訳すると、「前もって／医療やケアについて／計画すること」すなわち、人生の最終段階（＝終末期）の治療・療養について、患者・家族と医療従事者があらかじめ話し合う自発的プロセスのことを指します。さらに最近では「『ＡＣＰ』では国民に伝わりにくい」ということで、「ＡＣＰ」を新たに「人生会議」という名称にして、さらなる普及を図ろうとしています。

最善の治療とはなにか

ところで、「人生の最終段階」とは、具体的にどのような状態のことを指すのでしょうか。明確な定義は示されていません。日本医師会は、かつて「終末期医療のガイドライン２００９」において、終末期の定義を「担当医を含む複数の医療関係者が、最善の医療を尽くしても、病状が進行性に悪化することを食い止められずに死期を迎えると判断し、患者もしくは、患者が意思決定できない場合には患者の意思を推定できる家族等が、『終末期』であることを十分に理解したものと担当医が判断した時点から死亡まで」と示しています。

「最善の医療を尽くして」とありますが、私は一生懸命患者さんの治療をしているつもりですが、「最善の医療」ができているかと問われると、正直、はっきり「はい。できています」と言い切れません。また、最善の医療を提供できている自信もありません。医療の現場で奮闘している医師に、そもそも「最善の医療を尽くしているのですか？」と問うてみたいものです。

高齢患者さんで食欲がないという方や、嚥下障害のある患者さんでも、適切に水分と栄養を投与すれば、日照りの砂浜に雨が降ったら、さっと染み込むように、身体の中にどんどん水分と栄養が吸収されて、みるみる回復する患者さんもたくさんいます。もちろんこのような患者さんは当然、「終末期」とはいえません。私たちが生きていく上で、水分と栄養分は必要です。しかも脱水治療等に用いる低張液の点滴は経口補水液より安いのです。

私たち医療者は、絡み合った難しい病状を改善するために一つずつ解きほぐす治療と同時に、リハビリテーションを併行しながら病前の日常生活に戻す努力をすることが私たちの仕事です。障害を受けた箇所によって、さらなる治療を行うことが正しいとされる場合と、余分な延命治療であると指摘される場合があります。

たとえば腎不全患者さんの場合、透析治療がされています。脳梗塞などの脳血管障害を発症した患者さんで片麻痺を生じた場合、積極的にリハビリテーションを行います。一方で、脳の中の延髄と呼ばれる箇所の小血管の循環不全による仮性球麻痺により生じた「嚥下障害」に対して胃瘻造設を行い、経管栄養を実施することに対して、余分な延命治療であると非難されることがあります。同じ脳血管障害なのになぜこうなるのでしょうか。しかも同じ胃瘻造設でも食道がん患者さんには非難されることなく胃瘻造設されています。

もちろん本当に治る見込みがなく、終末期であると判断したならば、痛みや苦しみを取り除いて、精神的安定を第一に考えた治療を行うべきですが、胃瘻造設して、適切な水分と栄養を補給することで生きることができれば、水分と栄養を補給する手段としての胃瘻造設自体を非難することはできません。それを勘違いしている医師や国民がいます。高齢患者さんに対して「高齢だから、もう十分長生きしたから、もういいじゃないか」などと言う一方で、10歳以下の小児麻痺や脳性麻痺の小児患者さんに対する経管栄養は非難されることはありません。年齢による可能性を考慮すれば、当然のことでしょう。

医師としての終末期への向き合い方

日本は世界で有数の文明国であり、経済的には裕福な国です。その日本の現在の繁栄を築いてくれた恩人の治療を「高齢者だから」などと言って、いい加減にしてよいのでしょうか。何より入院患者さんの大多数は、後期高齢者です。「高齢者だから治らない、治せない」と思えば、ほとんどの患者さんがターミナル扱いとなってしまいます。事実、そういう病院が巷にあふれています。

これから高齢者がどんどん増えてきます。そこに我々は医療者としてどう立ち向かうべきでしょうか。私はそもそも医師は、治療対象である患者さんの意思疎通が図れない場合に、患者さんの家族に治療方針について聞くのはおかしいと思っています。患者さん本人の病気が医学的に治療可能であると判断すれば、医師としてきちんと治療するのは当然です。

東京都で長年に渡って在宅訪問診療に携わり、たくさんの看取りをされている新田國夫先生がある雑誌のインタビューの中で、何より尊重すべきは患者さん本人の選択であると言われていま す。また現在、患者さんの家族の判断で胃瘻を抜去することがありますが、これは倫理から外れると。患者さん本人による意思表明ができない場合は家族の都合で判断することはできないのではないでしょうか。なぜなら、家族は「お金がかかりすぎるから、もういい加減に死んでくれ」という内心の思いがあっても、そんなことは言えないからです。新田先生は、家族の言いなりになることは決して良いことではないとおっしゃられています。

我々は、治る見込みがある患者さんに対して適切な治療を行うべきです。これは医師として当然のことです。しかしながら治る見込みがない患者さんに対して看取りをすることも医師の役目ではありますが、看取りを行う場所は「病院」である必要はないと考えています。

そこで、2018年4月に新たに誕生した介護医療院は非常によい施設であると思います。介護医療院は2017年度までで廃止することとなった「介護療養型医療施設」に代わる新たな介護保険施設です（移行期限2024年3月末まで）。生活の場としてプライバシーの確保に重点を置き、医師や看護師が配置され、日常生活の身体介助や生活支援だけでなく「日常的な医学管理」、「看取りやターミナルケア」などの医療的ケアを行えます。

最後に、私は医師です。医師として、目の前の患者さんが治療して回復できると判断すれば、最善の治療をさせていただきます。これが臨床医としての本分であると考えています。

参考資料

(1) 厚生労働省　令和元（2019）年医療施設（動態）調査・病院報告の概況、2020
(2) 武久洋三「慢性期医療をチェンジしよう」、日本慢性期医療協会誌JMC116・26（2）：2―11、2018
(3) 武久洋三「近未来の病院間連携での自院の座標軸と、どのような役割を果たすのかの沢意を」、日本慢性期医療協会誌JMC68・18（1）：9―15、2010
(4) 武久洋三「慢性期医療を行う療養病床の重要性」、日本老年医学会雑誌48（3）：239―242、2011
(5) 武久洋三　銷夏随筆「これからの医療機能分化は」、日本病院会雑誌59（7）：80―81、2012
(6) 武久洋三「慢性期医療の方向性、長期急性期病床としての役割」、日本慢性期医療協会誌JMC92・22（1）：4―8、2014
(7) 武久洋三　銷夏随筆「病院革命が始まった」、日本病院会雑誌61（7）：63―64、2014
(8) 武久洋三「地域医療構想を主軸とした慢性期医療の役割」、日本慢性期医療協会誌JMC101・23（4）：32―39、2015
(9) 武久洋三「慢性期医療のこれまでとこれから」、日本慢性期医療協会誌JMC130・28（4）：22―35、2020
(10) 総務省統計局人口推計（2019年（令和元年）10月1日現在）結果の概要
(11) 内閣府　令和2年版高齢社会白書、2020
(12) 総務省　統計トピックス№126「統計からみた我が国の高齢者」（2020年9月20日）、2020、閲覧日2020・11・20、https://www.stat.go.jp/data/topics/topi1260.html
(13) 国立社会保障・人口問題研究所　日本の将来推計人口　平成29年推計、2017

（14）厚生労働省　医療保障制度に関する国際関係資料について　医療分野についての国際比較（2017年）、閲覧日2020・11・20、https://www.mhlw.go.jp/stf/seisakunitsuite/bunya/kenkou_iryou/iryouhoken/iryouhoken11/index.html
（15）厚生労働省　平成13年（2001）医療施設（動態）調査・病院報告の概況、2002
（16）一般社団法人全国公私病院連盟　令和元年病院運営実態分析調査の概要（令和元年6月調査）、2020
（17）厚生労働省　中央社会保険医療協議会平成29年度第12回入院医療等の調査・評価分科会資料、2017
（18）武久洋三　こうすれば日本の医療費を半減できる、中央公論新社、2017
（19）厚生労働省　専門医の在り方に関する検討会報告書、2013
（20）土田知也他「なぜ総合診療医を選ばなかったのか？　総合診療に興味を持ちつつ、臓器別専門医を選んだ研修医の進路決定要因に関する質的研究」、日本プライマリ・ケア連合学会誌、42（3）：134―140、2019
（21）厚生労働省　令和2年度診療報酬改定の概要、2020
（22）厚生労働省　第20回救急・災害医療提供体制等の在り方に関する検討会資料、2020
（23）総務省消防庁　令和元年版救急救助の現況、2019
（24）武久洋三　識者の眼「高齢救急患者が増加する今、救急体制を考えよう」、日本医事新報5011：28、2020
（25）日本医師会　2020年7月29日定例記者会見「医師によるALS患者嘱託殺人に関する日医の見解」中川俊男会長、閲覧日2020・11・20、http://www.med.or.jp/nichionline/article/009510.html
（26）講談社現代ビジネス「入院中の父はなぜ、「病院で餓死」しなければならなかったのか」、閲覧日2020・11・20、https://gendai.ismedia.jp/articles/-/74581
（27）厚生労働省　第17回社会保険審議会医療保険部会資料、2005

(28) 前田由美子・福田峰「後期高齢者の死亡前入院医療費の調査・分析」、日医総研ワーキングペーパー№144、日本医師会総合政策研究機構、2007
(29) 厚生労働省　人生の最終段階における医療の決定プロセスに関するガイドライン、2007
(30) 厚生労働省　第1回人生の最終段階における医療の普及・啓発の在り方に関する検討会資料、2017
(31) 日本医師会「グランドデザイン2009―国民の幸せを支える医療であるために―」、2009
(32) 武久洋三「終末期の定義とは」、病院新聞、2018・9・27
(33) 武久洋三　識者の眼「死亡年齢の最頻値が90歳前後の今『終末期』を考え直すべき」、日本医事新報5032：64、2020
(34) 日経メディカル　インタビュー（日本臨床倫理学会理事長　新田國夫氏）「治療の中止には厳しい前提条件を」、2018
(35) 武久洋三　どうするどうなる介護医療院、日本医学出版、2019

第3章　令和時代の医療・介護を考える

これまでを振り返ってみよう

これからの医療・介護を論じる前に、もう一度これまでの医療・介護提供体制を振り返ってから、改めてこれからの医療・介護提供体制について考えてみたいと思います。これまで述べたことの復習となる部分もありますが、まとめて振り返ってみたいと思います。

実は20年程前の療養病床は、２００６年に医療区分制度が導入されるまでは、自宅に戻っても世話が面倒であるとか、介助する人がいないからなど、病状ではなく社会的要因としての病院紹介が多く、まさに自宅に戻れないような軽度障害者のための養老院的（昔の結核療養所的）に利用されていました。事実、２００６年6月までは療養病床を有する病院は周辺の医療機関の医師に、「軽症で大した治療しかしなくてよい患者さんをどんどん紹介してください」と依頼していました。また認知症患者さんもお断りと宣言していたので、病院で入院している必要のない軽症患者さんが結構多く入院していたのです。となると、逆に長期入院の必要な重度の高齢患者さんは急性期病床といわれる一般病床に「特定除外患者」として、死ぬまでいつまでも長期に入院することが認められていたのです。

２００６年７月に療養病床に医療区分制度が導入されると、療養病床を有する慢性期病院は地域の医療機関の医師に、今までと違って「重症の患者さんを紹介してください」とお願いして回りました。驚いたのは、紹介を頼まれた地域の医療機関です。当時、急性期病院では長期入院可能な特定除外患者を一部受け入れていたので、すぐに長期入院中の患者さんを慢性期病院へ紹介してはくれませんでした。要するに長期入院可能な「特定除外患者」は急性期病院としてはとてもありがたい存在で、病院の空床率を補完してくれていたのですから。

２００６年当時の療養病床は25対１看護配置のみでしたが、２０１０年度診療報酬改定において20対１看護配置の療養病棟入院基本料１（以下、療養１）と、25対１の療養病棟入院基本料２（以下、療養２）に分けられました。医療区分２、３患者割合の縛りが設けられたのは療養１だけで、療養２は特に患者状態等による縛りが設けられていませんでした。さらに当時、療養１と療養２では１日６３０円しか報酬に差がありませんでした。にもかかわらず医療区分２、３の重症患者さんを要求される上に、看護師を多く配置しなければならないのに、月１９、０００円程の差しかないので、療養1を選択した病院はそんなに多くはなかったのです。

私が日本慢性期医療協会の会長に就任したのが2008年4月です。そこで協会名を「日本療養病床協会」から「日本慢性期医療協会」へと変更させていただき、現在に至っています。そして1日当たりの入院費の高い7対1一般病床の病棟に療養病床と同じような病状の患者さんがいつまでも長期入院していて、しかも7対1一般病床の高い診療報酬を算定している「特定除外患者」の取り扱いに対する不公平さを問題視していました。そしてその不合理さを大声であちらこちらで訴え続けてきました。

おかげで2012年に13対1や15対1一般病床における「特定除外制度」が廃止され、次の改定の2014年に7対1や10対1一般病床でも廃止されました。そこでまともな急性期病院では「特定除外患者」をどんどん退院させる方針へ切り替え、これらの長期療養患者さんを慢性期病院で受け入れることとなり、療養1を有する病院割合は増えていきました。

そして2018年には療養2も看護配置20対1以上となり、医療区分2、3患者割合を50%以上にすることが決まったので、ますます病院に入院する軽症患者さんは減り、入院患者数は減少しています。その背景にはこれまで病院を施設代わりに入院していた軽症患者さんが、特養や老健・有料老人ホームなどが急増し、介護保険施設や居住系施設などの療養環境が充実した施設へ移っていったからです。

これからますます慢性期のフィールドは増える

2020年診療報酬改定において、20対1看護配置に満たない25対1もしくは、医療区分2、3患者割合が50％に満たない療養病床は経過措置となり、病床数がどんどん減っています。したがって、療養1には重症患者さんが80％どころか95％近く入院しているような病院もあり、そこでは現場スタッフの医療処置をはじめとする業務は多忙であり、死亡率も高いのです。ですから、軽症患者さんだけを受け入れて大した治療もせず、利益だけを追求するような収容所的な療養病床は病院として生き残るのが厳しい状況となっています。

そして慢性期医療に携わっている真面目な医師は、急性期病院で低栄養、脱水状態になり、やせ衰えた患者さんを進んで受け入れ、十分な水分と栄養分を投与し、適切な治療をすることによりどんどん病状を回復させて、在宅復帰を目指す病院が各地に増えてきたのです。

しかし、急性期病院に勤務する臓器別専門医は、専門臓器疾患以外は門外漢でもあり、おそらく彼らの大部分は、高齢で主病名の専門臓器以外にも身体のあちこちに異常を抱えた患者さんを総合的に治療しようとせず、病院内に隔離して食事を提供していると言いながら、1日の必要カロリーの5分の1～10分の1程度しか投与せず患者さんが死に至り、家族から無過失殺人と言われても仕方ないような治療しかしていない急性期病院も現実に存在しているのです。

2020年7月にはALS患者さんの嘱託殺人事件もあり、改めて「終末期」医療についてどう考えるべきか、議論が再燃しています。「高齢者だから治らない、治せない」として、いい加減に治療を諦めてよいのでしょうか。高齢者の死亡年齢の最頻値が90歳前後に延伸している現在、改めてそのものを考え直すべきではないでしょうか。

さあ、新しい時代の新しい医療がはじまります。この新型コロナウイルス大流行も、いつかは落ち着いてくるでしょう。時間がたって振り返ってみて、「あぁ、あのころは新型コロナウイルス感染流行で大変だったなぁ」と思い出すことでしょう。

何が言いたいかと言うと、このような新興感染症が発生しようがしまいが、日本の将来は大きくは変わりません。ただ今回のことで都市部への人口の一極集中は、ネット環境の進化等に伴い分散していくかもしれません。しかし、人口は予測より早く減少するでしょう。20年先を見ながら日本の医療・介護の将来を考えていきましょう。

新型コロナウイルス感染症が医療界にもたらしたもの

２０１９年12月、中国で突如発生した原因不明の肺炎は、新型のコロナウイルスが原因であると判明すると、またたく間に世界中に広がり、世界中に混乱をもたらしました。そして今なお世界中で猛威をふるっています。

私の新型コロナウイルスとの遭遇は、２０２０年2月に日本で初めて新型コロナウイルス感染症の集団感染が確認されたクルーズ船「ダイヤモンド・プリンセス」の乗客のうちPCR検査で「陰性」と判断された高齢者が下船後に収容された公共施設での診察でした。2月13日に厚労省の元局長から依頼を受け、翌日から日本慢性期医療協会副会長の橋本康子先生を中心とする20名ほどのボランティアスタッフとともに訪問し、診察しました。幸い、高齢者といえども自立した方ばかりだったので、約1週間の診療対応は無事に終了しました。

我が国では、3月下旬から一気に感染者数が増加しましたが、諸外国に比べて明らかにPCR検査実施件数が少なく、そして4月上旬から5月中旬にかけて実施された緊急事態宣言自体には強制力がなく、少しでも臨時の財政負担を軽くしたい政府の思惑は明らかで、中途半端なものでした。それでも2020年5月下旬には新規感染者数は確実に減少傾向に向かいました。当時、私は政府の対応が遅かろうが間違っていようが、政府を信用していようが、してなかろうが、とても従順で、正しい方向を見分けて、そこに自然にマジョリティが動く日本人の素晴らしさがもたらした成果ではないかと思いました。

しかしながら7月には再び感染者が増加し、第1波の流行時よりPCR検査実施体制も整い、検査件数が増大したこともあって、第2波における感染者数はさらに増加しました。この原稿を執筆している2020年9月現在、第2波の感染者数も減少傾向になりつつありますが、これから訪れる冬に向けて、今度はインフルエンザの流行とともにさらなる感染拡大を覚悟して備えなければなりません。

新型コロナウイルス患者への対応

さてこの新型コロナウイルスは高齢者ほど死亡率が高く、80歳以上の死亡率が一時20%を超えた時期もありました。しかし逆に言うと80歳以上の高齢者でも約80%の患者さんは助かるということです。高齢の重症患者さんが多い慢性期病院では他の入院患者さんへの感染リスクを考えると新型コロナウイルス陽性患者さんを受け入れるのは難しいですが、今後さらなる感染拡大が発生し、感染患者さんが急増すれば、慢性期病院としても、責任を果たさなければならないと思います。

すでに慢性期病院でも発熱者専用外来スペースを設け、検査を行い、陽性患者さんは専門の医療機関へ紹介し、陰性患者さんを受け入れています。さらに新型コロナウイルスに感染し専門の医療機関での治療を終えた患者さんを受け入れ、積極的なリハビリテーションを行い、在宅復帰に向けたサポートを行っていくことが私たち慢性期病院の責務であると考えています。

新型コロナウイルス感染症で入院した患者さんに限らず、特に高齢者の場合、1ヶ月も入院すると、運動機能や認知機能の低下が一気に進む場合も多くあり、自分の名前が答えられなくなることもあります。新型コロナウイルス感染患者さんで、治療を終え、陰性となって、リハビリテーションのために転院させようとしても、新型コロナウイルス感染を理由に受け入れ先が見つからないといった課題が浮き彫りとなっています。

また、テレビのニュースを見ていると、新型コロナウイルスに感染してＥＣＭＯ（Extracorporeal membrane oxygenation）を装着していた重症患者さんが、意識消失の状態から快方に向かったのに、体重は1ヶ月で20 kgも減っていたというのです。特効薬がない新型コロナウイルスの治療には、患者さん自身の抵抗力と免疫力の増強、つまり十分な栄養と水分の投与、そして呼吸管理が重要です。

コロナ禍がもたらす医療機関の変化

新型コロナウイルス感染流行によって、医療界は大打撃を受けました。院内感染のリスクを避けるため、外来受診を控える患者さんが増加し、予定入院や手術等は延期もしくは中止となり、入院・外来ともに患者数が大幅に減少しました。新型コロナウイルス患者さんの治療を受け持つ感染症指定医療機関をはじめとする急性期病院はさることながら、これら以外の病院においても、3月から前年同月比で入院・外来ともに大幅な減収となっています。

今後も赤字が続けば、民間病院は即倒産します。赤字でなくてもぎりぎりの状態で運営している病院は資金ショートしてしまう可能性があり、病院の倒産が加速する恐れもあります。公立病院においてもこれ以上の赤字拡大を許容できる自治体も多くはないでしょう。

この度の新型コロナウイルスの流行によって、これまでの私たちの生活スタイルは一変しました。講演会等、大勢の参加者が一堂に会するイベント事はほとんどが中止となり、一同が参加する形式の会議はすべてオンラインのＷＥＢ会議へと変化していきました。そして、医療を取り巻く環境も大きく変化しました。世界に冠たる日本の医療制度で、国民にとって有難い国民皆保険制度とフリーアクセス制度によって、日本人の外来受診回数は諸外国に比べてとても多く、このことが少なからず医療費の無駄遣いに影響を与えていることが指摘されていました。

しかし、これも新型コロナウイルスによって、患者さんの受診行動に大きな変化をもたらし、患者さんは感染を恐れて安易なコンビニ受診（外来診療日以外の休日や夜間に緊急性のない軽症患者さんが自己都合で病院の救急外来を受診すること）等を控えるようになりました。さらに、電話や情報通信機器を用いたオンライン診療についても、新型コロナウイルス感染拡大を防止する観点から規制が大幅に緩和され、初診からオンライン診療等を行うことが認められました。

そこで多くの医療機関でオンライン診療体制が整備され、導入されています。今はまだ誤診の危険性など不安が大きく、オンライン診療に消極的な医師もたくさんいると思いますが、新型コロナウイルスとの闘いは長期に渡ると考えられます。私たちはこれまでの概念を大きく変えて、新しい取り組みをどんどん取り入れていかなければなりません。

令和時代の医療と介護を考える

厚労省の人口動態総覧によると、２０１９年の出生数は86万5、０００人、死亡数は

138万1、000人でした。51万6、000人の自然減です。人口が減少する我が国の国力は下がり続ける一方であり、最近の医療をめぐる国の動きを見る限り、国は膨れ上がった医療費を削減しようとしているとしか思えません。衆目の認めるように、特定除外制度という骨抜き措置によって多額の医療費が浪費され続けてきましたが、さすがの厚労省も国力が落ちゆく日本に医療の効率化は待ったなしと言わんばかりのように医療改革に取り掛かっています。その対策の一つが第2章87頁で述べた「地域医療構想」です。

地域医療構想は、団塊の世代が75歳以上の後期高齢者に達する2025年に向けて、各地域の医療関係者による協議（「地域医療構想調整会議」）を行い、適切な医療提供体制を作り上げることを目的とした取り組みです。そこで、各病院が有する病床を「高度急性期」、「急性期」、「回復期」、「慢性期」の四つの機能ごとに報告し、現状を示す病床機能報告の結果をもとに協議が行われてきました（89頁図表34）。

そして公立・公的医療機関に対して、2017年度、2018年度の2年間を集中的な検討期間として、2025年に向けた業務改善計画となる「新公立病院改革プラン」、「公的医療機関等2025プラン」を策定し、地域の民間医療機関では担えない分野に重点化するよう医療機能を見直し、これを達成するための再編統合等の議論を進めるように要請しました。

公立・公的医療機関等でなければ担えない機能は、

ア　高度急性期・急性期機能や不採算部門、過疎地等の医療提供等

イ　山間へき地・離島など民間医療機関の立地が困難な過疎地等における一般医療の提供
ウ　救急・小児・周産期・災害・精神などの不採算・特殊部門に関わる医療の提供
エ　県立がんセンター、県立循環器病センター等地域の民間医療機関では限界のある高度・先進医療の提供
オ　研修の実施等を含む広域的な医師派遣の拠点としての機能

以上が挙げられ、特に地方自治体が運営する公立病院には多額の公費が投入されています。民間病院では経営的に担うことが難しい救急医療や小児医療、過疎地における医療を担っているので、公費投入の意義は大きいと思いますし、地域住民に必要な機能を有し、その役割を果たしていれば、赤字でも致し方ないと思っています。しかしながら公立・公的病院の赤字総額は年々拡大しています。

なぜなら公立・公的病院の多くが病床数が400床以上ある大規模な病院であることが多く、病床数が多いことを自慢していた時代もありましたが、そんな大規模病院が今や空きベッドが多いと困り果てています。このまま赤字が果てしなく続き、自治体の他部署の予算まで取ってしまいかねない事態となっては大ごとです。

また赤字状態の公立・公的病院が皆、その地域における不採算部門の医療を引き受けている訳ではありません。民間病院は赤字が続いて銀行から見放されれば即倒産ですが、公立・公的病院では、赤字経営に対する危機感に乏しく、何より病院長・看護部長が「自分たちは公務員なんだ

から、地域住民の健康を守るんだ」といった責務をまるで感じていないように思われるのです。

そして公立・公的病院が議論を重ね、出された報告書でも病床の機能分化（病床削減）が順調に進んでいるとは言い難く、厚労省は「見直しが十分に進んでいない」と判断しました。そして2019年9月26日、公立・公的病院のうち再編統合（病床機能の変更や病床削減も含む）の再検証を要請する424病院の名称や実績の分析結果を公表しました。

これには私も驚きましたが、各自治体や現場からは戸惑いや不満、そして批判が相次ぎました。国はこれらの病院が怒ることを承知で、あえて公にしたのでしょう。しかし、厚労省がそこまで思い切った行動に出たのは、我が国の人口動態の変化がすさまじく、地域によっては早急な対応を迫られているからではないでしょうか。たとえば観光地としても有名な北海道小樽市は、2040年には2015年の人口が半減すると推計されているのです。

人口減少下で医療提供体制を維持する

つまり、人口が減り続ける地域で、いつまでもこれまでと変わらない病院運営をしていれば、経営は悪化し、人員不足から患者さんの満足度が低下し、共倒れする病院も出てくるかもしれないのです。

昔から医療界では「ぬるま湯」につかりっぱなしで、そこから出てどうにかしようなどとは決して思わない人たちがいまだにはびこっているのです。「改革は嫌だ！」、「現在のままが最良だ！」、「激変は医療崩壊をもたらすぞ！」、「その結果国民が困るぞ！」などといつまでも言っているようでは、この先の激変についていけなくなります。世の中の流れや必然性を伴う未来はどんな為政者でも変えられるものではありません。一般産業でも賢明な企業はそれらを理解して、決め打ちなどせず敏感に状況判断しています。医療界だけが何も動こうとしないで果たして生き延びることができるのでしょうか？

ダーウィンは「最も強い者が生き延びるのではなく、最も賢い者が生き延びるのでもない。唯一生き残るのは、変化できる者である」という有名な言葉を残していますが、まさにその通りです。当然その世の中に生きている者は、その変化についていかなければ生き延びることはできません。そしてもちろん、民間病院も他人事ではありません。地域における自分の病院の立ち位置を見つめなおすべき時期に来ています。

社会保険旬報№２７９３（２０２０年8月21日）の中で、我が国の人口当たりの急性期病床数は欧米諸国に比べて圧倒的に多い一方で、新型コロナウイルス感染患者さんが1桁以上も少なかったにもかかわらず、「医療崩壊」と騒がれるなど、新型コロナウイルス感染患者さんを受け入れる病床数の不足が問題となったことに対して、考えられる原因を二つ挙げています。

それは自院が「急性期」病院であるという病院の多くが、実は提供している医療が慢性期病棟と大きくは変わらず、新型コロナウイルスに対応できなかったのではないかということ、そしてもう一つがマンパワーの問題です。急性期病院の医師や看護師の配置が薄いため、対応が困難ではなかったのか、ということです。そして、パンデミックに恒常的に備える体制をつくるためには、まず医師や看護師などのマンパワーが充実した「本来の急性期病院」を整備する必要がある、と記されています。まさに私が長年にわたってさまざまな場で訴え続けてきたことと同じ考えであると思いました。

事実、2014年10月から毎年、一般病床と療養病床を有する医療機関は、自分の病院や診療所が有する病床が「高度急性期」、「急性期」、「回復期」、「慢性期」のいずれに該当するかの病床機能報告を行わなければなりません。2018年度病床機能報告の集計結果より全病床数の高度急性期、急性期、急性期が6割前後を占めていることが分かりました（89頁図表34）。

これはあくまで各医療機関が自己申告するもので、結局のところ、たいした治療もリハビリテーションもしないのに、看護師の頭数だけ合わせただけで、実際に入院している患者さんの大半が慢性期の患者さんであっても「うちは急性期だ！」と急性期にこだわる『なんちゃって急性期病院』が多すぎるのです。そこで厚労省は「高度急性期」、「急性期」機能をより明確にするために、2017年度の病床機能報告データより、「高度急性期」、「急性期」と報告した21、265病棟のうち、「幅広い手術」、「がん・脳卒中・心筋梗塞などへの治療」、「重症患者への対応」、「救急医療」、「全身管理（中心静脈注射、観血的動脈圧測定、人工呼吸、経管栄養カテーテル交換など）」のいずれも実施していない病棟が、3、014病棟（14％）あるという資料を提示しました。

さらに、2018年度の病床機能報告からは、病床機能報告の項目に含まれる「具体的な医療

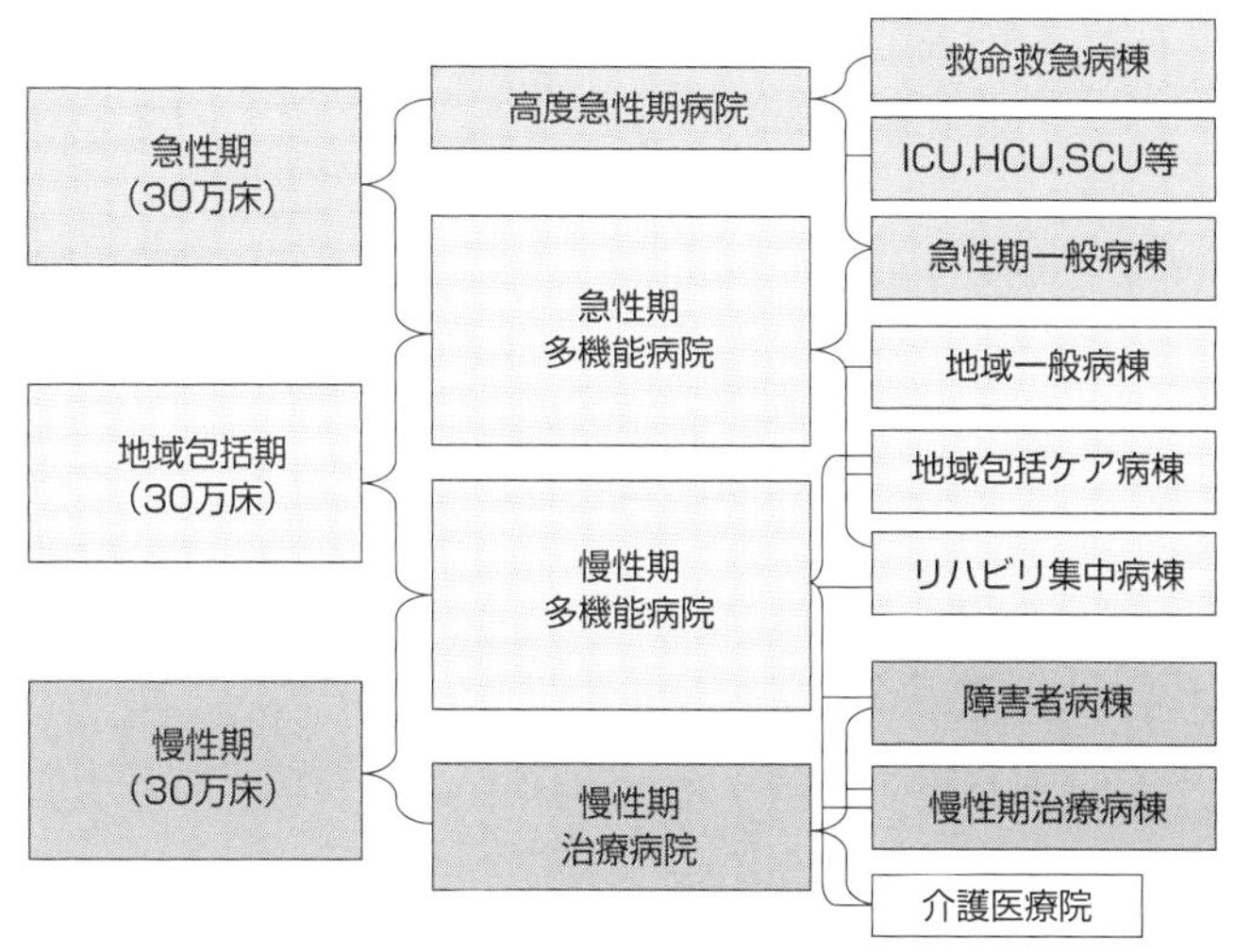

図表41　今後の病期別病床機能分類（私案）
出所：武久洋三（2020年6月）作成

の内容に関する項目」のうち、高度急性期や急性期に関連する項目の診療実績が全くない病棟について、「高度急性期」、「急性期」機能を選択ができなくなりました。

つまり国は遠方からでも患者さんが集まり、最先端の高度医療を担い、新型コロナウイルス感染症などの新興感染症の治療も担う本物の高度急性期病院と、それ以外の急性期病院、すなわち患者さんのほとんどは周辺地域の住民で、ある程度確立された治療法に基づく手術や救急受入等を行うような地域急性期病院を厳格に区別しようとしているのです。

新たな病期別病床機能分類の提案

そこで、私は図表41のような新しい病床機能別分類を提案しています。

- **「急性期」**

広域から患者さんがやって来て高度な医療を行う急性期病床のことを指します。主体として県立の医療センター、赤十字病院などの公立・公的医療機関で、主に高度（重度）急性期機能を担います。

●「**地域包括期**」

急性期と慢性期の間で、中学校区程度の地域住民を対象として治療方法の確立した軽中度の急性期医療機能を担います。

また、住み慣れた地域の中にあって、急性期治療後に在宅復帰を目指す患者さんに対する集中したリハビリテーションを行う機能を持ち、さらに在宅療養患者さんの急性増悪にも対応します。地域包括ケア病棟やリハビリテーション集中病棟を持つ病院です。

「**地域包括期**」を担う「**地域多機能病院**」

リハビリテーションを集中して行う病棟として全国に多数の「回復期リハビリテーション病棟」があります。2000年に回復期リハビリテーション病棟が新設されると、リハビリテーション医療の確立と質の向上をもたらし、今やリハビリテーションは医療になくてはならないものとなりました。

しかしながら、現在は回復期＝リハビリテーションというイメージが強く、高度急性期機能を果たしていない自称急性期病院は自院の有する病床機能として「急性期」以外の「回復期」機能を選択することを躊躇しているのではないかと思うのです。

この度、国は2020年4月の診療報酬改定で、あらゆるリハビリテーションの必要な患者さんに集中したリハビリテーションが受けられるように、回復期リハビリテーション病棟への入院条件から、発症後2ヶ月以内の条件を削除するという思い切った変更を行いました。これまで回復期リハビリテーション病棟では早期リハビリテーションを促す目的で発症後2ヶ月以内の入院に限るという制限が設けられていましたが、脳血管疾患の重症で状態が不安定な期間が長い患者さんは、発症後2ヶ月以内に回復期リハビリテーション病棟へ入院することが困難な場合があり、こうした患者さんが2ヶ月以上の急性期治療を経て状態が安定した場合でも回復期リハビリテーション病棟に入院できるようになりました。

リハビリテーションは回復期に限らず急性期から慢性期に至るまで必須のものです。そこで私はリハビリテーションのイメージの強い「回復期」の名称を「地域包括期」と提案しています。

そして病期別病床機能分類（私案）（図表41）の中で私が最も注目しているのが「リハビリテーション集中病棟（回復期リハビリテーション病棟）」と「地域包括ケア病棟」です。これらの病棟は、地域多機能病院（急性期多機能病院・慢性期多機能病院）が我が国を代表する病院として日本の医療提供体制を支えていく上で最も重要な役割を担う病棟ではないかと考えています。しかし現在のところ、国はこれらの病棟機能をどうするつもりなのか、考えてしまうことがあるのです。

私はかねてより、リハビリテーションは回復期に主に行うべきではない、出来高でなく入院費に包括されるべきものだ、そして「量」ではなく「質」で評価するべきだ、と主張しています。現在、脳梗塞など発症した患者さんが救急車などで高度急性期病院に搬送され、急性期治療を行いますが、すぐに十分なリハビリテーションが実施されていない状況にあります。なぜなら本格的なリハビリテーションは「回復期リハビリテーション病棟」で行われているからです。発症から回復期リハビリテーション病棟へ入棟するまでの期間は、整形外科疾患で平均20・7日、脳血管疾患で平均28・6日です。つまり、急性期病院で入院している約1ヶ月の間は十分なリハビリテーションが行われていないので、高齢患者さんはすぐに筋力が低下し、寝たきり状態となってしまいます。

回復期リハビリテーション病棟では出来高算定で一人の患者さんに一人の療法士が1単位20分間リハビリテーションを行えば1日最大9単位（1単位：20分×9単位＝180分間）まで診療報酬が得られます。ひと昔まではどのようなリハビリテーションをしたのか、結果どうなったか等は不問でした。つまり一部の病院では高い報酬を得たいがために、患者さんの状態にかかわらず、ただ漫然と毎日9単位のリハビリテーションを行っていてもよかったのです。

しかし2016年度に回復期リハビリテーション病棟にアウトカム評価が導入されました。患者さんが回復期リハビリテーション病棟に入棟してから退棟するまでの間にどれだけ良くなったかをFIM（機能的自立度評価法：Function Independence Measure、日常生活動作を評価するもの）を用いて評価します。さらに入棟期間が短ければ短いほどその評価は上がります。病院経営者は高い評価（実績指数）を得られるように、質の高いリハビリテーションの提供を求められるようになりました。つまりリハビリテーションが「量」ではなく「質」を重視するようになったのです。

しかし、その後の厚労省の調査によると、アウトカム評価が導入された2016年度から、回復期リハビリテーション病棟における患者さんのアウトカム評価（FIM利得）が高くなったことが分かりました。FIM利得とはFIMの13種類の運動項目をそれぞれ7段階で評価し、それぞれの項目の点数の合計の入棟時と退棟時の差で得られます。つまり厚労省は、現場スタッフが病院側に有利なように患者評価を行い、恣意的にアウトカム評価を上げて高い報酬を得ている病院が多くなったのではないか、と誰もが推測できる結果をあえて公表することによって、きちんと真面目に患者評価を行い、公明正大に質の高いリハビリテーションに取り組んでほしいと、暗に訴えたのです。

しかも地域包括ケア病棟では、リハビリテーションが必要な患者さんに1日2単位以上のリハビリテーションを提供しなければならないことが要件として定められていますが、33％もの患者さんにリハビリテーションが提供していないことが示されました。

拙著（『あなたのリハビリは間違っていませんか』）で述べていますが、もうリハビリテーション療法士と患者1対1で20分間1単位の個別リハビリテーションの提供とか、疾患別にリハビリテーション報酬が異なり、脳血管障害リハビリテーション料が一番高い点数であるなど、リハビリテーション提供体制そのものにおける不公平な点をきちんと正していかないとだめだと思うのです。うまく立ち回った病院が得をするという提供体制では、もうまずいのではないかという気運が、業界内に漂っているように思えてならないのです。

そして患者さんを直に診てもいない人たちから「ああだ！　こうだ！」と言われるくらいなら、私はリハビリテーション料を入院料に包括して、1単位20分の個別リハビリテーションにとらわれず、集団リハビリテーションや短時間のリハビリテーションの実施等、リハビリテーション提供時間も患者さんごとに自由に定めて提供できるようにすべきだと思うのです。

そこで、「回復期リハビリテーション病棟」という名称を「リハビリテーション集中病棟」としてはいかがでしょうか。「回復期リハビリテーション病棟」という名前は、リハビリテーションは回復期に行われるもので、それ以外の時期にはあまり必要ないように感じてしまいます。だから急性期病院で機能低下した身体を、回復期リハビリテーション病棟でリハビリテーションを行い元に戻そうとする不効率なリハビリテーション提供体制を、医師や療法士だけでなく、国民までもがそういうものなのだと受け入れているから問題なのです。

急性障害だけでなく慢性期や在宅療養中の機能低下など、どのような患者さんであっても短期間で集中的なリハビリテーションを提供するべきです。そしてアウトカムがよければ、その病院の評価が上がり、地域の住民に知られて、自然にその病院に患者さんが集まってきてくれるでしょう。

急性期病院で機能低下した身体を回復期リハビリテーション病棟で元に戻そうとする不効率な現在のリハビリテーション提供体制を大きく変革し、とにかくリハビリテーションで救える患者さんが増え、寝たきり患者さんを減らせる制度にしてほしいと思うばかりです。

国は地域包括ケア病棟をどうしたいのか─高度急性期以外を集約し、地域多機能病院の核となれ

国は地域包括ケア病棟をどのようにしたいのでしょうか。

地域包括ケア病棟は2014年に誕生しました。主に「①急性期治療後の患者さんの受け入れ」、「②在宅復帰支援」、「③在宅療養患者さんの緊急時受入れ」の三つの機能を持っていて、高度急性期病院での治療を終えた患者さんが在宅生活へ戻れるようにリハビリテーションを行います。

回復期リハビリテーション病棟の機能と類似していますが、入院基本料にリハビリテーション2単位分が包括されていること、すなわち地域包括ケア病棟では1日2単位のリハビリテーションを必ず実施しなければなりません。そして地域包括ケア病棟では高度急性期の病棟のような高度な治療が行われることはありませんが、患者さんを総合的に診ることができる医師が必要です。

私は地域包括ケア病棟が誕生する少し前の2012年ごろから日本にもアメリカのLTAC（長期急性期病院：Long Term Acute Care）の機能を導入してはどうかと提言していました。アメリカの病床機能は、STAC（短期急性期病院：Short Term Acute Care）、LTAC、IRF（入院リハビリ施設：Inpatient Rehabilitation Facilities)、ＳＮＦ（スキルドナーシング施設：Skilled Nursing Facilities）などがあり、病院ごとに機能分化されています。

ＳＴＡＣでわずか5日前後の在院期間内の治療を終えると、ＬＴＡＣやＩＲＦで患者さんを受け入れます。日本では「自院は急性期だ」と主張することで地域における病院の存在感を高めたいという病院側の都合のもとに、一般病床を有していれば急性期病院であるとみなされていたので、長期入院患者さんが多く入院していようとも、急性期病院に固執していました。

一方、アメリカのＬＴＡＣ病院の定義は、複数の合併症を有し、ある程度の長期入院が必要で、重症度の高い患者さんに対し、専門性の高い急性期ケアと同時に、広範囲の医療およびリハビリテーションケアを提供する病院です。私は単なる長期療養を目的とした老人収容所的な機能ではなく、ＬＴＡＣのように慢性期の患者さんの急性増悪を受け入れる機能が必要だと考えたのです。これがまさに現在の地域包括ケア病棟です。２０２０年11月現在、約2、６００病院、約９万床（一般病床が約8万床、療養病床が約1万床）が地域包括ケア病棟を届け出ています。

地域包括ケア病棟に転換した病院の中には全病棟を急性期病棟として維持することができず地域包括ケア病棟に格下げした、どちらかというと消極的な病院があります。一方、療養病床を有する病院でも、地域住民の急変時対応ができるようにと積極的に地域包括ケア病棟に転換した病院もあります。この病院は病院機能の向上を図るもので、同じ地域包括ケア病棟でも地域包括ケア病棟の取得事情によって、モチベーションに差が出ています。厚労省が実施した平成30年度入院医療等における実態調査（患者票）によると、地域包括ケア病棟の入院患者さんのうち、リハビリテーションを実施していない患者さんが33％いることが公表されました。また明確に示されたデータはありませんが、急性期病棟から移行した地域包括ケア病棟においてリハビリテーションの実施が少ないのではないかという指摘もあります。

国は現在の高度急性期、急性期病院を、最先端の高度医療を担い、新興感染症などの治療も担う高度急性期病院とそれ以外の病院に厳格に区別しようとしています。この厳格に区別された高度急性期病院以外の病院に地域包括ケア病棟機能を担ってもらいたいと思っているではないでしょうか。それならばこれからの病棟機能は、「急性期」、「地域包括期」、「慢性期」の三つに大別すれば、地域包括ケア病棟へ転換する「自称急性期病院」が増え、地域包括ケア病棟に集約できるかもしれません。

国は、可能な限り住み慣れた地域で過ごせるように地域の医療機関や介護事業所、行政やボランティアなどが二重三重に包み込んで地域完結で支えていくという考えのもとに「地域包括ケアシステム」の確立を目指しています。そこで急性期治療後の患者さんを受け入れ、在宅療養中の患者さんの急変時受け入れ、在宅復帰支援を担うのが地域包括ケア病棟です。

地域包括ケアシステム時代において、在宅患者さんを訪問診療で診るのは主に診療所の先生方にお願いし、病院は診療所の先生方のサポートをしながら、急変した患者さんを受け入れ入院させる後方支援機能を果たさなければなりません。さらに、高度な医療が必要な患者さんは、高度な医療を担う急性期病院に紹介します。そして急性期の治療が終わった患者さんは速やかに「地域包括期」の病院に転院してもらい、リハビリテーションを行って在宅復帰を目指します。

このように、地域包括ケアシステムの中心には必ず地域のハブ（中核）機能としての医療機関が存在しなければシステムは成り立ちません。そして、この地域のハブ機能を担う医療機関が、「地域多機能病院」です。「地域多機能病院」には、「急性期多機能病院」と「慢性期多機能病院」の二つがあります。

先に述べたように全病棟を急性期として維持することができず地域包括ケア病棟に格下げした病院が急性期多機能病院で、地域住民の急変時対応ができるようにと積極的に地域包括ケア病棟に転換した病院が慢性期多機能病院です。急性期多機能病院では高度な技術や高額薬剤を投与した治療や手術は行いませんが、治療方法などの確立した病気の治療や手術等も行います。これからは急性期一般病棟や地域一般病棟、地域包括ケア病棟やリハビリテーション集中病棟などさまざまな機能を有する病院でなければ、さまざまな疾患を抱える高齢患者さんに対応することはできません。そして訪問診療や訪問看護、訪問介護など在宅医療サービスに熱心に取り組んでいる病院でなければなりません。

- **「慢性期治療病院」**

慢性期における急変患者さんを治療して改善して在宅復帰を目指す慢性期治療病棟としての役

割を担います。そして病状等により、明らかに終末期状態である患者さんは、根治治療よりもケアを優先させた緩和治療を主として、介護医療院で担うべきです。

以上のように「急性期」、「地域包括期」、「慢性期」という三つの機能に分けたほうが、より病床機能分化を進めやすいのではないかと思います。

これからの医療と介護

私は30年以上前から病院を作ったら周りに老健や特養・ケアハウス・グループホーム等の居住系施設を併設して整備してきました。特に急性期治療後、寝たきり状態で、他院では手間がかかるため、受け入れを断られてしまうような、医療ニーズは低くなっても介護ニーズが高い患者さんも積極的に受け入れてきたため、その後自宅に帰ることができないことも多く、自ら、介護施設等を併設していったのです。

つまり、これらはすべて患者さんの状態等に合わせて適切な療養環境でサービスを提供するためのものでした。2000年に介護保険制度が施行されると、病院の他に介護施設や通所・訪問サービス事業に参入する経営者たちが出てきた一方で、介護保険サービスを見下し、唯我独尊で「私は医者だから介護サービスなど運営せずに純粋に医療サービスだけをやる」と決め込んでいた経営者もいました。

私たち医療人はどうしても自分中心に物事を決めようとします。しかし、病院とは周辺の地域住民に信頼されて外来受診、入院治療など利用してもらうことで成り立っています。特に民間病院の場合、「どうしたら効率よく利益が出るか」とか「トラブルや医療事故を避けるにはどうしようか」とか、「職員をどう確保しようか」とか「今までうまくいっていたから、このままでいいだろう」、「病院が古くなったけどまあいいか」などと、どちらかと言えば病院側の都合で物事を無理に進めようとしていないでしょうか。しかし、病院はサービス業です。患者さんのニーズに応え、患者さんに選ばれる病院を目指さなければ、これからの時代、自然に淘汰されていきます。

「生涯リハビリテーション」が必要

第2章の地域医療構想で述べましたが、これからは患者さんに寄り添い、患者さんの生活環境まで含めて、必要なリハビリテーションによる筋力強化や栄養管理、薬剤管理、摂食嚥下、排泄、歩行機能訓練なども行う「治し支える」医療、そして介護サービスが欠かせません。

2000年からスタートした介護保険制度は「自立支援・重度化予防」を重要理念に掲げています。そこで「自立支援・重度化予防」に欠かせないのが「リハビリテーション」です。私は、「生涯リハビリテーション」を提唱しています。リハビリテーションは「急性期」から「回復期（私は「地域包括期」とすべきであると考えています）」、「維持期・生活期」に至るまで、生涯リハビリテーションが必要であるというものです。特に高齢者の場合、短期目標（例えば、「排泄自立」「歩行自立」など）を立て、その目標を達成することができたら、年単位の長期目標（例えば「家事」「洗濯」など）を立て、リハビリテーションを行っていくことが必須となります。

リハビリテーションの保険適応について、医療保険と介護保険の両方からの給付が認められています。主に「急性期」、「回復期」を医療保険で、「維持期・生活期」は医療保険と介護保険の両方から給付されます。

医療保険によるリハビリテーションは、20分を1単位としてリハビリテーションスタッフと患者さんの1対1で行う個別リハビリテーションを、五つの疾患別（心大血管疾患、脳血管疾患等、廃用症候群、運動器、呼吸器）に評価します。

一方、介護保険によるリハビリテーションは、介護保険施設におけるリハビリテーションのほか、通所リハビリテーションや訪問リハビリテーションなどがあります。通所リハビリテーションは主に集団でのリハビリテーションが中心です。

要介護認定を受けた要介護者は、病院に入院している間は、医療保険のリハビリテーションを受けることができますが、退院すると介護保険のリハビリテーションへ移行します。ただし、医師の判断で医療保険のリハビリテーションの継続により改善が期待できると判断された場合は、退院後も引き続き医療保険のリハビリテーションを受けることができます。

医師や多くのリハビリテーションスタッフが介入する個別リハビリテーションが中心の医療保

険の方が、介護保険に比べて、より手厚いリハビリテーションが受けられますが、要介護者は入院していなければ医療保険のリハビリテーションを受けることは認められていません。

要介護認定の有無によって、受けられるリハビリテーションの質に差が出るようなことがあってはなりません。そこで医療保険から介護保険に移行しても切れ目なく、そしてどこに住んでいても質の高い効果的なリハビリテーションが受けられるように話し合う検討会が2020年4月から6月にかけて開催されました。この検討会では、各市町村が各年度においてどんな介護サービスをどれだけ提供するか、そして介護サービスを充実させるための取り組みや目標を定める介護保険事業計画に、初めてリハビリテーション提供体制に関する目標を盛り込んでもらうに当たり、参考となる「指標」を盛り込んだ手引きが策定されました。この手引きでは、介護保険給付としてリハビリテーションが提供されている訪問リハビリテーション事業所、通所リハビリテーション事業所、介護老人保健施設、介護医療院を主な対象とし、サービス提供事業所数や定員数、従事するリハビリテーションスタッフ数などのサービス提供体制の指標や、それぞれのサービスの利用率などサービス内容を評価する指標が設定されています。

これまでリハビリテーションといえば医療分野が中心でしたが、2018年度介護報酬改定では、「医療」がリハビリテーションを通じて介護現場へ関わる機会が増えました。訪問リハビリテーションや通所リハビリテーションにおいて、リハビリテーションに関する医師の詳細な指示を行うことや、リハビリテーション計画について直接医師が利用者または家族に説明し同意を得ることが評価されました。

そして介護保険制度の重要理念の一つである「自立支援・重度化予防」にむけて、先に述べてきたようなリハビリテーション提供体制やサービス内容を評価するだけでなく、その取り組みによりどれだけ良くなったか、その効果や成果を評価する「アウトカム評価」が欠かせません。今回策定された手引きの中でアウトカム評価指標の設定は今後の検討課題として見送られましたが、すでに訪問リハビリテーションや通所リハビリテーションにおいて、医師が直接関与し、適切な指示を行うことによって、アウトカムが良いという結果も得られています。すでに医療分野では回復期リハビリテーション病棟などにおいて、実績指数による「アウトカム評価」が導入されています。

今後、アウトカム指標の研究、検討が行われ、介護分野においてもアウトカムが重視されることになるでしょう。

科学的介護

現在、利用者の状態や科学的手法に基づく分析を進め、エビデンス（科学的根拠）を蓄積し活用する、質の高い介護サービス（科学的裏付けに基づく介護：以下、「科学的介護」）の提供を目指す取り組みがはじまっています。

医療分野ではエビデンスに基づく医療行為を行うことが求められます。これをEBM（Evi-

分類	項目名称	分類	項目名称
総論	保険者番号	栄養	身長
総論	被保険者番号	栄養	体重
総論	事業所番号	栄養	栄養補給法
総論	性別	栄養	提供栄養量 _ エネルギー
総論	生年月日	栄養	提供栄養量 _ タンパク質
総論	既往歴	栄養	主食の摂取量
総論	服薬情報	栄養	副食の摂取量
総論	同居人等の数・本人との関係性	栄養	血清アルブミン値
総論	在宅復帰の有無	栄養	本人の意欲
総論	褥瘡の有無・ステージ	栄養	食事の留意事項の有無
総論	Barthel Index	栄養	食事時の摂食・嚥下状況
認知症	認知症の既往歴等	栄養	食欲・食事の満足感
認知症	DBD13	栄養	食事に対する意識
認知症	Vitality Index	栄養	多職種による栄養ケアの課題
口腔	食事の形態		
口腔	誤嚥性肺炎の既往歴等		

注：1）「基本的な項目」以外に、「目的に応じた項目」、「その他の項目」。
　　2）今後、モデル事業等の研究の状況、介護報酬改定等の状況を踏まえ、適宜、修正・追加を行う。

図表 42　「CHASE」（介護に関するサービス・状態等を収集するデータベース）の基本的な項目（30 項目）

dence-Based Medicine：科学的根拠に基づいた医療）といいます。病院では治療を受ければ良くなることは当たり前ですが、介護分野では介護サービスを受けて良くなるという考え方はあまり一般的ではありません。というのも、良くなれば要介護度が下がるので、今まで受けていたサービスが受けられなくなると考えられているからです。科学的介護について国で初めて取り上げられた2016年11月の未来投資会議において、当時の塩崎恭久厚生労働大臣が提出した資料の中で、「よくなるための介護のケア内容のデータがなく科学的分析がなされていない」という文言が掲載されています。今後さまざまな介護データの収集・分析を行い、より質の高い介護サービスが提供されることによって医療費とともに増加の一途をたどっている介護費用の削減が期待されます。

　現在、既存の市町村や介護サービス事業所から「介護保険総合データベース」に集められる要介護認定情報やレセプト（報酬支払明細書）の情報、２０１7年度からは「ＶＩＳＩＴ（monitoring & eValution for rehabiritation ServIces for long-Term care）」と呼ばれるデーターベースに通所リハビリテーションや訪問リハビリテーション事業所からリハビリテーション計画書等の情報が集められています。さらにこの度２０２０年度から利用者のＡＤＬや認知症に関する情報、食事摂取量や口腔機能情報など、介護保険データベースやＶＩＳＩＴでは足りない情報を収集する「ＣＨＡＳＥ」（Care, HeAlth Status & Events）と呼ばれる「介護に関するサービス・状態等を収集するデータベース」の運用がはじまりました。「ＣＨＡＳＥ」では、利用者の身体状況が分かる項目（既往歴、服薬情報、認知症情報、口腔状態や栄養状態が分かる情報など30項目：図表42参照）が定められています。

　厚労省老健局老人保健課長の眞鍋馨先生は、２０２０年2月に行われた第7回慢性期リハビリテーション学会の特別講演において、「科学的介護の実現は新しい未来である」と、大きな期待を寄せられています。

　また２０２０年10月からは医療保険レセプト情報等のデータベース（ＮＤＢ）と介護保険レセプト情報等のデータベース（介護ＤＢ）との連結解析が可能となりました。そこで眞鍋先生は当時「医療で疾患にかかっていた方が急に脳梗塞になられた、あるいは骨折されてどこの病院に運び込まれて、そして、その後どういう治療を受けられて回復期リハビリテーション病棟に入院されて、いつ退院されたか。退院後、どれくらいで老健施設に行かれたか。そして老健施設に何日間、入所していて在宅に戻られたか。在宅でどのくらい間を置かずに訪問リハビリテーションや通所リハビリテーションを受けているかなど、レセプトでわかるものが一気通貫で分析できるようになる」。

そして、このデータに「VISIT」や「CHASE」の情報が入ることで、将来的には「トータルでどのような医療・介護サービスを受けたかが、一人ひとりについて分かるようになる。これを地域ごと、国全体で分析することにより、例えば標準的な医療はこうだが、でも実はこの地域はリハビリテーションを受けるまでのタイムラグが非常に長くかかっている地域だ、といったことまでわかるようになる」と述べられています。

私は、「医療の後に介護があり、医療のない介護はあり得ない」と常々考えています。つまり脳梗塞など病院での治療後には介護ケアが必要になります。介護保険サービスを利用しながら自宅や居住系施設で過ごしていても、定期受診や体調不良による受診など、病院を利用する機会は少なくありません。つまり、一人の患者さんが医療保険と介護保険を行ったり来たりする状況となっているのです。

もはや医療と介護を切り分けていることへの弊害が多数見受けられるようになっています。厚労省の眞鍋先生が述べられていたように、医療保険レセプト情報等のデータベース（NDB）と介護保険レセプト情報等のデータベース（介護ＤＢ）との連結解析が可能となれば、医療と介護を分けることなく一体化し、そのスキームの中で一人の患者さんが状況に応じて自由に最適な場所で最高のサービスを受けられるようにすることが国の責任でしょう。まずは科学的介護の進化に期待していきたいと思います。

住み慣れた地域で介護保険サービスの確保を

我が国の人口の現状は、少産多死社会の到来とともに、首都圏をはじめとする都市部へ人口が一極集中し、地方では若年者が県庁所在地や都市部へ移り住み、高齢者だけが残っている状態です。人は生活できる環境が整っているからこそ、人の集まる都会に吸い寄せられるのです。その結果として過疎地から人がいなくなっているのです。

そしてその反動として、山奥で暮らす人々の生活を紹介するテレビ番組が高視聴率を得ているように、人が集まる都会と逆の過疎地での生活に興味を抱くのでしょう。昔は都市部以外の地域で林業や鉱業、農業などの第一次産業が中心でした。しかし高度経済成長を経て徐々に第二次・三次産業中心の産業構造へ変化したことが、過疎地が増えてきた要因といえるでしょう。

国立社会保障・人口問題研究所が２０１９年４月に公表した「日本の世帯数の将来推計（都道府県別推計）―２０１５（平成27）年～２０４０（平成52）年―」によると、世帯数全体は２０２５年に５、４１１万に対し、これをピークに２０４０年には５、０７５万世帯まで減るとさ

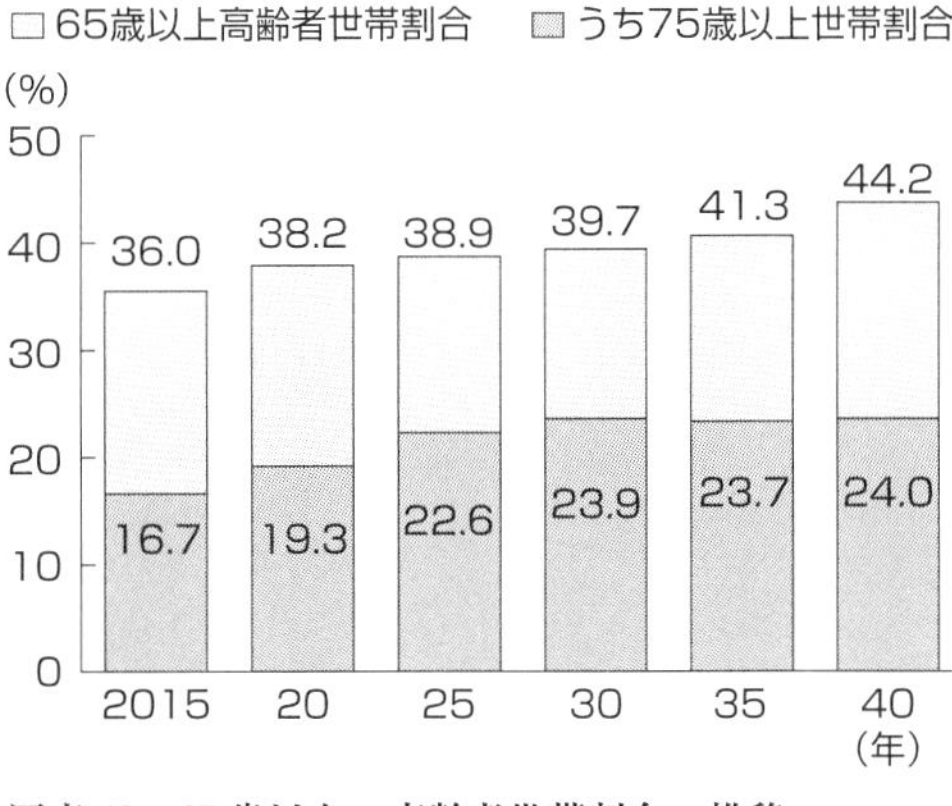

図表43　65歳以上の高齢者世帯割合の推移

れています。また、２０４０年には全世帯数に対する世帯主が65歳以上の世帯が44・2％を占め、この半分以上が世帯主が75歳以上の世帯となるそうです（図表43）。そしてこの75歳以上世帯の42・1％が一人暮らし世帯で、夫婦のみの世帯（29・9％）、夫婦と子どもが一緒に暮らす世帯（10・7％）を大幅に上回るとされています。

要介護者の発生率は図表44のように、75歳以上になると一気に上がります。要介護者となっても介護保険サービスを利用しながら住み慣れた在宅で過ごせれば一番良いのですが、住んでいる地域によって状況は大きく異なります。

例えば都市部ではマンションなどに住み、さまざまな公共交通機関もあり、豊富な移動手段を利用できます。

一方、過疎地域では平地も少なく、自転車移動も困難であり、認知症などを理由に運転免許証を取り上げられると、移動手段はほぼなくなってしまいます。さらに介護サービスを利用したくても、近くに介護サービス事業所がない地域もあるのです。これは、事業所側が訪問サービスを提供したくても、都会と過疎地ではかかるコストがまるで異なるからです。

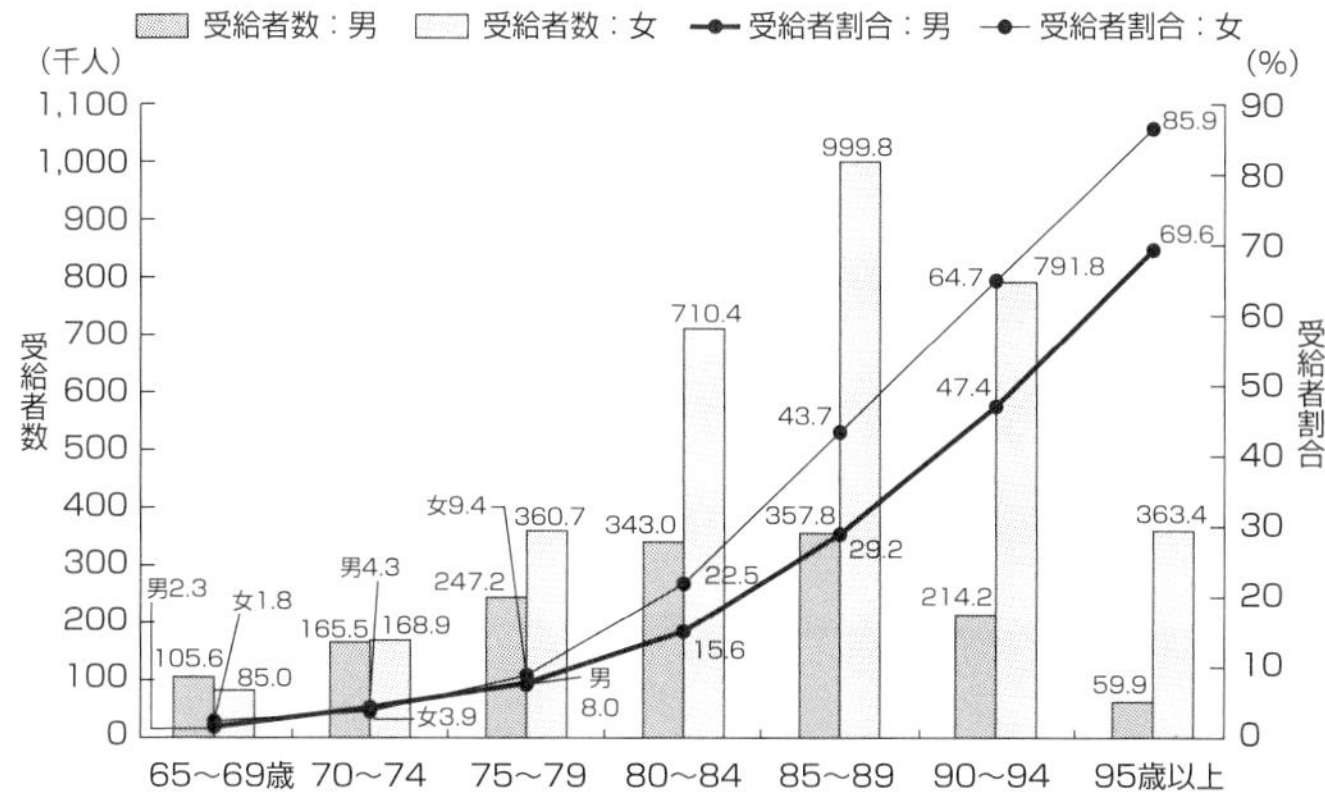

注：性・年齢階級別人口に占める受給者割合（%）＝性・年齢階級別受給者数／性・年齢別階級人口×100
人口は、総務省統計局「人口統計 平成30年10月1日現在（人口速報を基準とする確定値）」の総人口を使用した。

図表44　65歳以上における性・年齢階級別にみた受給者数及び人口に占める受給者の割合

出所：厚生労働省「平成30年度介護給付費等実態統計の概況」（平成30年5月審査分～平成31年4月審査分）

例えば過疎地で一軒の利用者宅に行くのに30分~1時間かかっては1日のサービス提供件数は限られ、ガソリン代等多くの経費が掛かります。日本は資本主義社会であり、介護保険サービスを担う民間事業者が株主に対して赤字となるような行為を積極的に行うわけにはいきません。そこで、全国各地で介護サービスを展開しているような大手の民間事業者に「損失を出しても過疎地における十分な介護サービス提供を行ってほしい」と言っても無理でしょう。しかし、介護保険料を支払っているにもかかわらず提供されるサービスの不公平の是正を一刻も早く行うべきです。

そしてこの介護保険サービスについて、介護保険制度が創設された2000年当

	都道府県・政令市・中核市が指定・監督を行うサービス	市町村が指定・監督を行うサービス
介護給付を行うサービス	◎居宅介護サービス 【訪問サービス】 ○訪問介護 （ホームヘルプサービス） ○訪問入浴介護 ○訪問看護 ○訪問リハビリテーション ○居宅療養管理指導 【通所サービス】 ○通所介護（デイサービス） ○通所リハビリテーション 【短期入所サービス】 ○短期入所生活支援 （ショートステイ） ○短期入所療養介護 ○特定施設入居者生活介護 ○福祉用具貸与 ○特定福祉用具販売 ◎施設サービス ○介護老人福祉施設 ○介護老人保健施設 ○介護療養型医療施設【～R5】 ○介護医療院【H30～】	◎地域密着型介護サービス【H18～】 ○定期巡回・随時対応型訪問介護看護【H24～】 ○夜間対応型訪問介護 ○地域密着型通所介護【H28～】 ○認知症対応型通所介護 ○小規模多機能型居宅介護 ○看護小規模多機能型居宅介護 ○認知症対応型共同生活介護（グループホーム） ○地域密着型特定施設入居者生活介護 ○地域密着型介護老人福祉施設入所者生活介護 ○看護小規模多機能型居宅介護【H24～】 ◎居宅介護支援
予防給付を行うサービス	◎介護予防サービス【H18～】 【訪問サービス】 ○介護予防訪問入浴介護 ○介護予防訪問看護 ○介護予防訪問リハビリテーション ○介護予防居宅療養管理指導 【通所サービス】 ○介護予防通所リハビリテーション 【短期入所サービス】 ○介護予防短期入所生活介護 （ショートステイ） ○介護予防短期入所療養介護 ○介護予防特定施設入居者生活介護 ○介護予防福祉用具貸与 ○特定介護予防福祉用具販売	◎地域密着型介護予防サービス【H18～】 ○介護予防認知症対応型通所介護 ○介護予防小規模多機能型居宅介護 ○介護予防認知症対応型共同生活介護 （グループホーム） ◎介護予防支援【H18～】

注：1）制度施行後の改正で導入したサービスについては、【　】内に導入年度を記載（特段記載のないものは制度施行のH12導入）

2）この他、居宅介護（介護予防）住宅改修、介護予防・日常生活支援総合事業【H27~】がある。

図表45　介護サービスの種類

出所：2020年6月25日　第178回社会保障審議会介護給付費分科会

時に比べて、サービスの種類がたくさん増えました（図表45）。しかも、サービス提供体制が小規模になってきています。小規模になれば利用者一人ひとりに手厚いサービスが提供できますが、その代わりに多くの人材が必要になり、非常に効率が悪くなります。赤字運営の事業所が多くなれば、サービス提供事業所が順調に経営を続けていくことが困難になります。

介護保険サービスは大きく「訪問」、「通所」、「入所」に集約されます。例えば、看護小規模多機能型居宅介護と小規模多機能型居宅介護では、大きく何が異なるのでしょうか。どちらかに統一しても差し障りがないと思うのです。

通所介護と通所リハビリテーションも、医療と介護を連携させ、介護保険分野でリハビリテーションの充実を図ろうとしている今、わざわざ分ける必要はないと思います。また100名の特養の中には認知症の入所者の方はおられます。それは老健もグループホームも同様です。しかしグループホームに入所されている認知症の方が、特養や老健の認知症の入所者の方と比べて症状が重いということは特に示されていません。同じ認知症の方であれば、どの施設に入っても同じようなサービスを受けられる公平性を担保すべきではないでしょうか。

年間160万人が死亡する多死社会の到来が訪れようとしています。死に至る前には医療や介護ケアが必要な時期がやってきます。しかし国は病院病床を削減しようとしているので、今まで病院で受け入れていた医療・介護ニーズの高い方がどんどん介護施設や居住系施設に入れられています。

現在、特養は原則として要介護度3以上の重度要介護者でなければ入所が認められておらず、医療ニーズの高い入所者も少なくありません。国は介護施設における看取りを推奨すべく、看取り加算を設けていますが、特に特養では医師や看護師が常時施設内にいるわけではありません。そのような施設において最期まで看取ることを担うことは、特に介護スタッフにとって過大な負担となることもあります。

やはり、人は医師や看護師にいていただいて、適切な判断のもとに最期の時を迎えたいと思うものではないでしょうか。これからの看取りの場は、医師も看護師もいて、住まいとしての機能を併せ持つ「介護医療院」となってゆくでしょう。

ICTの進化と業務効率化

世の中は猛烈に変化し、価値観も変化しています。昔なら藁ぶき屋根でも、髭いっぱいの名医が一人いれば、そこに患者さんが集中していたかもしれません。しかし今はSNS時代、ネット上での評判はあっという間に拡散します。皆さんが病院や診療所を選択する基準は、まずは清潔で新しいことが優先されるのではないでしょうか。

病院経営者の立場から言えば、1980年代に建設された病院はもう40年となり、とても患者さんのニーズの変化についていけず、周辺の新しい医療機関に劣ってしまいます。そしてこれらの病院の多くがリニューアルを迫られるでしょう。病院を選択するのは患者さん本人ですが、全国の病院の入院患者さんの多くが65歳以上の高齢者であることからも、これらの高齢者の入院する病院を選択するのは、その子供世代となってきていることも意識しなければなりません。すなわち、40～50歳代の審美眼に耐えうる病院を作り上げなければなりません。しかしながら、東京オリンピックの開催が延期されたものの、最近まで建築費が高止まりしています。また都市部では土地も高く、人件費も高いものの、診療費は全国一律であり、都市部における病院のリニューアルを民間病院で行うことはなかなか難しい状況です。

このように病院経営はどんどん厳しく、前述の通り、消費税増税や新型コロナウイルス感染により、病院数の減少がさらに加速する可能性もあります。各種病院団体は、国への補償を求めていますが、新型コロナウイルスの影響は長期に渡る可能性があります。ワクチンの開発が進み、元の生活水準に戻ったとしても人口は減り続け、将来はさらに減ることは間違いありません。2025年に団塊の世代が75歳以上となり、さらに10年後の2035年には85歳以上となります。このころには確実に医療ニーズが減っていくでしょう。

一方で医療介護従事者不足も深刻な問題です。2019年度の看護師の合格者数は約58,500人、准看護師は約16,200人、介護福祉士は約58,700人、その他の介護業務への参入が10万人程度として、医師、薬剤師、理学療法士、作業療法士などの国家資格取得者も合わせると、年間で30万人以上の人が医療・介護業界で新たに活躍しています。

しかし、2025年の出生者数が80万人程度になると予測されていて、女子の割合の多い医療介護職に、同世代の半分以上が従事してくれるとはとても考えられません。この看護・介護人材不足は深刻な問題であり、医療介護現場で活躍してもらうためには、ある程度の養成期間が必要であり、早急な対応をしなければなりません。近年、労働者不足を補うために外国人が入国してくれていることは誠に有難いことですが、安易に外国人に頼っていても、あと20年もすれば外国も高齢化に悩むようになるでしょう。

現在、我が国の45歳から74歳までの人口が約5、100万人です。そして45歳以上の就業者数は約3、630万人です。つまり約1、470万人が非就業者で、生産的業務に携わっていないのです。しかし、この中から3％、約44万人が労働市場に出てきてくれたら、人手不足はずいぶん解消できるのではないでしょうか。

さらに元気高齢者の活用です。第1章で述べたように高齢者の体力・運動能力は若返るなら、元気高齢者はますます増加するでしょう。そこで、定年後に新たな人生を過ごすための新たな仕事を行うのはいかがでしょうか。定年60歳までの人生と、60歳からの二度目の人生。もう子どもを育てなくてよいし、自由に自分の好きな仕事をして、得られた報酬で好きなことができます。

仕事だけでも遊びだけでも人間は退屈するでしょう。20歳から40年間の仕事人生を経て、60歳からの第二の人生は自分の体力に応じて自分の趣味などを掛け合わせたような仕事ができたら、きっと第二の人生はより楽しくなるでしょう。前半の40年は若くて、結婚したり子育てなどもあり、自分の好きな仕事ばかりをできた人はそれほどいないかもしれません。生きていくために、義務的に仕事に明け暮れた人もいるかもしれません。

しかし、第二の人生は、若いころの半分の時間を仕事に割くぐらいがちょうどよいでしょう。年を重ね、朝早く起きるのが全く苦にならなければ、若い人の苦手な早朝の仕事をやってみるのはいかがでしょうか。

人間には夢があります。子供のころにはスーパーマンやターザンになる夢を持っていた人もいたでしょう。しかし機械相手にオートメーションの一コマのような仕事ばかりやらざるをえなかった人もいるでしょう。人間性を取り戻しながら、自分の将来を実感しながら取り組める仕事の一つとして「介護」があります。国家資格はなくても人それぞれに自分が積み重ねてきた貴重な経験を活かして、病弱な高齢者のお世話ができれば、自身の生き方に鑑みつつ考えることもあるでしょうし、介護職だけではなく、第二の人生に新たな仕事を得ることで、自分なりの「生きがい」を持つことは、健康を維持し続けることにつながります。

医療介護従事者不足を補うためにICTを活用した業務の効率化が進んでいます。新型コロナウイルス感染により世間に認知され、多くの患者さんによって利用されるようになった電話や情報通信機器を用いたオンライン診療は、今後、さらに利用患者さんが増えてくるでしょう。他にも医療現場では看護師による体温、血圧、脈拍、SPO2などのバイタル測定について、ほとんどの医療機関では測定機器で計測後、その都度、記録しなければなりませんが、測定機器から電子カルテに自動で記録されるシステムも導入されています。いずれは患者さんの病室での状況がスタッフステーションで瞬時に把握でき、各種検査データもできるだけ患者さんに負担を掛けずに収集できるようになってほしいと思います。

医師を始めとするスタッフ間の情報伝達は、電話とメールをうまく使い分けて、緊急時にも十分な対応ができなければならないし、また同時に記録として残さなければなりません。

ＩＴ化が難しいのは介護ケアの部分です。どうしても手に手を添えないとできない行為（おむつ交換や体位交換、身体清拭、褥瘡処置など）を省力化することは困難です。

しかし、深刻な介護人材不足の状況の中で、介護人材確保と同時に、介護業務の効率化は不可欠です。そこで注目されているのが「介護ロボット」です。ロボットという言葉から人型ロボットをイメージしてしまいがちですが、厚労省は、「情報を感知し」、「判断し」、「動作する」の三つの要素を含み、知能を持った機械システムを「ロボット」と呼び、このロボット技術が介護分野に応用されて利用者の自立支援や介護者の負担の軽減に役立つ介護機器を「介護ロボット」としています。

主な介護ロボットの種類は、使用目的別に「移乗支援」、「移動支援」、「排泄支援」、「見守り支援」等があり、移乗支援ロボットは、介護者が機器を直接装着することで、要介護者をベッドから車椅子へ移乗する際に腰の負担を軽減するものがあります。移動支援ロボットは、自力移動可能な方の負担を軽減し、移動距離を延ばす電動の歩行アシストカートなどがあります。排泄支援ロボットは、排泄物を自動感知し、自動で排泄物を吸引し、陰部洗浄を行い、さらに排泄物の自動処理を行います。見守り支援ロボットは、介護施設において、入所者の身体情報（体温・心拍・呼吸状態）やベッドから離れたもしくは転倒したことを検知してスタッフへ通知する機能を持つロボットです。在宅で過ごす要介護者の場合、浴室やトイレなどさまざまな部屋を同時に見守ることができ、倒れた場合など、センサーが検知して、サービス担当者に通報することができます。

このように、介護ロボットを導入することで、介護スタッフの身体的・精神的負担軽減を図ることができ、その結果、要介護者に直接かかわる時間をより多く確保できます。

要介護者が増える一方、その要介護者を支える人材不足が深刻化する中で、介護ロボットを活用していきたいところではありますが、高額であることなどから、全国各地の介護施設等でなかなか導入されていません。現在、介護ロボットの導入にあたり、国からの補助金の増額なども行われていますが、なかなか普及していません。

しかしながら介護者の負担を軽減し、効率よく、利用者にとって質の高い介護サービスを提供していくためにも介護ロボットを導入し、介護者の負担を軽減し、効率よく、そして利用者にとってより質の高い介護ケアの提供を目指していかなければなりません。

今後の重要課題

次の項目は、これからの医療・介護を考える上での重要課題として挙げさせていただきました。

・急性期医療の効率化（入院日数の短縮化）
・高度医療への積極投資
・高度医療への高い評価を
・栄養と水分の適正投与の厳守
・発症直後からのリハビリテーションの徹底
・リハビリテーションの必要な患者さんにいつでも集中リハビリテーションができる体制を
・医療での治療の仕方を改善し、要介護者を作らないように
・在宅医療への誘導
・病院と診療所の密接な連携
・介護施設と病院との連携
・看取りは医師と看護師のいる介護医療院を中心に
・がん末期等の看取りは在宅が望ましい
・病院を削減し、１００床当たりの医師を始めとする多職種スタッフを増員する
・いくつになっても元気なうちは働いて、地域の活性化へ貢献する
・住み慣れた地域の中で、家族に頼るだけでなく公的サービスを利用して住む世界を広げ、自分らしく暮らす
・医療・介護業務のＩＣＴ化と効率化の徹底を

・幸せに楽しく長生きできる日本を目指す

今は要介護者がどんどん増える一方です。令和時代には何とか要介護者の生活環境（ＡＤＬ）を改善する必然性があります。この本の中で何回も述べてまいりましたが、要介護者は主に急性期病院で作られているのです。それを防ぐために急性期病院に「基準介護」と「基準リハビリテーション」を導入してもらいたいと一生懸命訴えているのです。

それでも急性期病院では臓器別専門医ばかりが患者さんを治療しているのです。彼らは専門分野の病気は積極的に治療し、最善の努力をしてくれるのですが、その患者さんが併せ持つ低栄養や脱水、高血糖などの治療には十分な対応をしてくれているとは言い難いのです。今や急性期病院でも入院患者さんの75％が高齢者です。何度も言いますが、高齢になれば数多くの身体内機能が低下し、複雑な病状を呈します。これらの複雑に絡み合ったすべての病状を治療して改善しなければなりません。また、臓器別専門医の多くは主病名の治療に専念するあまり、その他の身体環境を悪化させ、どうにも改善できなくなって慢性期病院に紹介していることも多いのです。

紹介された慢性期病院によっては二つの相反する対応をしています。積極的な治療を行う慢性期治療病院では、急性期病院における主病名の治療によりかえって身体環境の悪化した状態の患者さんを必死に治療し、積極的なリハビリテーションを行い、在宅復帰を目指します。一方、老人収容所的慢性期病院は、急性期病院から受け入れたものの看取るしかないと、大した治療もせず、看取り患者さんを増やしているのです。

現在は無理に治療するよりも、安らかな看取りをすべきだといった流れが強まっていますが、国は高齢者への医療をいい加減にし、「ＡＣＰ」や「人生会議」などと言いながら医療費や介護費の削減を望んでいるのでしょう。しかし患者さん自身は、できる限り元気になって在宅復帰して楽しい老後を送りたいと思っているのではないでしょうか。私はこの大きな意識のズレを軌道修正してもらいたいのです。

生きていくために必要な栄養分と水分をきちんと投与すれば、確実によくなる患者さんは多くいます。しかもそれは高額な費用が掛かるわけではありません。前述したような新型コロナウイルス感染症の重症患者さんが、病気は良くなったが体重は1ヶ月で20kgも減少したなんて、毎日どんな栄養と水分が投与されていたのでしょうか。栄養と水分が不足した状態で急性期病院からやってきた患者さんが慢性期病院で十分な栄養と水分を投与することにより、改善して在宅復帰を果たすことができた場合も多くあります。医師は臓器別専門医となることも重要ですが、医師の半分は身体全体を診療できる総合診療医になって欲しいものです。

参考資料

（1）厚生労働省　新型コロナウイルスについて国内の発生状況、陽性者数　閲覧日２０２０・11・20、https://www.mhlw.go.jp/stf/covid-19/kokunainohasseijoukyou.html

（2）武久洋三　識者の眼「日本人は素晴らしい！」、日本医事新報５０１３：65、２０２０
（3）厚生労働省　新型コロナウイルスについて国内の患者発生に関する参考資料　新型コロナウイルス感染症の国内発生動向　閲覧日２０２０・11・20、https://www.mhlw.go.jp/content/10906000/000696696.pdf
（4）一般社団法人日本病院会、公益社団法人全日本病院協会、一般社団法人日本医療法人協会「新型コロナウイルス感染拡大による病院経営状況緊急調査（最終報告）２０２０年５月27日」、２０２０
（5）一般社団法人日本病院会、公益社団法人全日本病院協会、一般社団法人日本医療法人協会「新型コロナウイルス感染拡大による病院経営状況の調査（２０２０年度第１四半期）―結果報告―」、２０２０
（6）財務省　令和元年11月１日財政制度等審議会　財政制度分科会資料、２０１９
（7）厚生労働省　令和元年（２０１９）人口動態統計（確定数）の概況、２０２０
（8）内閣府　経済財政運営と改革の基本方針２０１７（平成29年６月９日閣議決定）、２０１７
（9）総務省　新公立病院改革ガイドライン（平成27年３月31日付け総財準第59号　総務省自治財政局長通知）、２０１５
（10）厚生労働省　地域医療構想を踏まえた「公的医療機関等２０２５プラン」策定について（依頼）（平成29年８月４日付け医政発０８０４第２号厚生労働省医政局長通知）、２０１７
（11）総務省　公立病院改革の取組について、２０１９
（12）前田由美子　医療の需要と供給について、日医総研ワーキングペーパーNo.４２９、日本医師会総合政策研究機構、２０１９
（13）厚生労働省　第24回地域医療構想に関するワーキンググループ参考資料、２０１９
（14）国立社会保障・人口問題研究所　日本の地域別将来推計人口（平成30（２０１８）年推計）、２０１９
（15）社会保険旬報　視点「急性期医療改革を加速せよ」No.２７９３、２０２０

(16) 厚生労働省　第21回地域医療構想に関するワーキンググループ資料、２０１９
(17) 武久洋三　識者の眼「国は回復期リハビリテーション病棟をどうしたいのか―リハビリ集中病棟への転換を」、日本医事新報５０２３：63、２０２０
(18) 一般社団法人回復期リハビリテーション病棟協会「回復期リハビリテーション病棟の現状と課題に関する調査報告書」、２０２０
(19) 厚生労働省　第４３６回中央社会保険医療協議会総会資料、２０１９
(20) 武久洋三　識者の眼「国は地域包括ケア病棟をどうしたいのか―高度急性期以外を集約？」、日本医事新報５０２７：58、２０２０
(21) 武久洋三「在宅医療、救急など高齢者医療の課題に対する慢性期医療協会の提案」、日本老年医学会雑誌50（４）：４７２―４７５、２０１３
(22) 福田行弘（大村市民病院・事務次長、地域包括ケア病棟協会機能評価委員会委員）：地域包括ケア病棟（病床）算定病院数等
(23) 厚生労働省　要介護者等に対するリハビリテーションサービス提供体制に関する検討会報告書、２０２０

あとがき

この新型コロナウイルスの後の世界は本当にどうなるのでしょうか。日本だけを考えても恐ろしいものです。この文章を書いている今は２０２１年1月です。昨年は大変な年になりました。今年も安穏とはしていられません。今まさに全国の感染者数が急増し、特に首都圏の感染拡大に歯止めがかからず、医療提供体制がひっ迫していることを踏まえて、東京都、神奈川県、千葉県、埼玉県など11の都府県に緊急事態宣言が再発令されました。気温が下がる冬場に感染拡大することはすでに分かっていたはずなのに、国は経済回復対策を重視するあまり、十分な感染対策が施されなかったからと言えるでしょう。早くワクチンが実用化されて、感染者数が激減し、死亡率が下がることを期待しています。

さて、新型コロナウイルス感染が発生する前の状態で政府が考えていた医療・介護費用の大幅削減政策が、新型コロナウイルス感染が発生したことにより、一瞬、病床削減や医療・介護の実質的レベルダウンが少し緩和されるのではないかとも思いましたが、結果は逆でした。新型コロナウイルス患者さんを受け入れた病院はどんどんと減収となり、外来患者数は、診療所も病院も大幅に減っているのです。

病院の病床は、新型コロナウイルス感染患者受入病床以外は空床が拡大し、ほとんどの病院が大幅赤字です。すでに2019年でも病院の半分以上が赤字であり、小泉政権以降の医療費抑制政策が本格的になってきて経営がより厳しい状況が、2020年の新型コロナウイルスの災禍によりさらに追い打ちを受けています。まさにこの本に書いたように政府は懸命に動かなければ医療・介護の世界は海底深く沈んでいくことは間違いありません。しかし、医療・介護は低迷した状況であっても決してなくなるわけではありません。生きていくためには絶対に必要なサービスですから。

今、病院の数が約8、200です。まだあと2、000くらいは減るだろうと言われています。2020年には国は病床が減少したら補助金を出すようになりました。病院や病床数を減らしたいのは明らかです。もしかしたら政府にとって今回の新型コロナウイルスはある意味、渡りに船だったのかもしれません。

急性期病院がどんどん要介護者を作っていると言われています。介護の必要な患者さんがどんどん増えています。しかし現在は医療と介護の境界が次第になくなってきています。医療と介護は一体的につながっているのです。もはや別々に考えるべきではありません。一人ひとりの人間のそれぞれの病態により、医療だけでなく介護の必要性が増していて、その割合が変化するだけです。すでに厚労省をはじめとして科学的介護の提供を目指すためのさまざまなデータ収集(「V

ＩＳＩＴ」「ＣＨＡＳＥ」等）がはじまっています。この取り組みを私は大いに期待しています。

間違いないことは、医療から介護へ行く必要のある患者さんをできるだけ減らすことしかありません。そのためには、急性期病棟へ基準介護、基準リハビリテーションを導入し、介護職員、リハビリテーション療法士を昼夜問わず配置すべきです。これらのスタッフの配置を早く認めて欲しいものですが、それまでにできることからはじめて要介護者の発生を防いでいかなければなりません。それにはまず、急性期病棟での入院期間をできるだけ短縮するべきです。そうすればより早く介護ケアやリハビリテーションを受けることができるからです。ちなみに欧米諸国の急性期病棟における平均在院日数は、５日前後です。日本は今すぐ対応しなければ、要介護者の急増を止めることはできません。

さあ、これから医療・介護がどうなるかを皆で考え、皆で医療・介護を守っていきましょう。

武久洋三

２０２１年１月

著者略歴

武久洋三（たけひさ・ようぞう）

日本内科学会認定内科医。日本リハビリテーション医学会認定臨床医。1966年岐阜県立医科大学卒業。大阪大学医学部附属病院インターン修了。徳島大学大学院医学研究科修了、徳島大学第三内科を経て、現在、医療法人平成博愛会理事長、社会福祉法人平成記念会理事長、平成リハビリテーション専門学校校長等を務める。病院（一般・地域包括ケア・回復期リハ・医療療養）、介護老人保健施設、介護老人福祉施設、ケアハウスなどを経営。また、日本慢性期医療協会会長、日本リハビリテーション医学会特任理事など、数々の役職を兼任。専門分野は内科、リハビリテーション科、老年医学、臨床検査。

令和時代の医療・介護を考える

2021年2月16日　初版発行

著　者　武久洋三

制作・発売　中央公論事業出版
〒101-0051　東京都千代田区神田神保町1-10-1
IVYビル5階
電話　03-5244-5723
URL　http://www.chukoji.co.jp/

印刷／藤原印刷
製本／松岳社
装丁／studio TRAMICHE

ISBN978-4-89514-521-3　C0036